优生优育临床诊疗技术及母婴保健丛书

儿童惊厥急救模拟演练手册

顾　　问　魏　捷（武汉大学人民医院）

主　　编　赵　慧　魏会平

副 主 编　乐　静　王　萍　郑　印　董　然　吴　琰

编　　者　（按姓氏笔画排序）

　　　　　王　萍（湖北省妇幼保健院）

　　　　　韦润生（湖北省妇幼保健院）

　　　　　叶　晶（湖北省妇幼保健院）

　　　　　乐　静（湖北省妇幼保健院）

　　　　　邬剑楠（湖北省妇幼保健院）

　　　　　刘　勤（湖北省妇幼保健院）

　　　　　江　玲（湖北省妇幼保健院）

　　　　　李　杰（湖北省妇幼保健院）

　　　　　李　艳（湖北省妇幼保健院）

　　　　　吴　琰（湖北省妇幼保健院）

　　　　　吴文娟（湖北省妇幼保健院）

　　　　　张　晶（湖北省妇幼保健院）

　　　　　张培红（湖北省妇幼保健院）

　　　　　郑　印（湖北省妇幼保健院）

　　　　　赵　慧（湖北省妇幼保健院）

　　　　　胡文俊（湖北省妇幼保健院）

　　　　　董　晶（湖北省妇幼保健院）

　　　　　董　然（湖北省妇幼保健院）

　　　　　魏会平（湖北省妇幼保健院）

编写秘书　吴文娟　叶　晶

华中科技大学出版社
http://press.hust.edu.cn
中国·武汉

内 容 简 介

本书为优生优育临床诊疗技术及母婴保健丛书分册。针对儿童急诊惊厥持续状态急救模拟演练中的相关内容,按照时间推演与医疗流程衔接,拆分为预检分诊、抢救室护士、首诊一线医生、二线医生、三线医生、神经科医生、呼吸心搏骤停、麻醉科医生、转运具体内容。

本书相关内容是儿童惊厥及惊厥持续状态急救场景的演变综合,实际应用时可以灵活选取部分或全部场景。

本书可供广大基层儿科急(门)诊医生和有需要的读者参考使用。

图书在版编目(CIP)数据

儿童惊厥急救模拟演练手册/赵慧,魏会平主编. —武汉:华中科技大学出版社,2023.4
(优生优育临床诊疗技术及母婴保健丛书)
ISBN 978-7-5680-9383-5

Ⅰ. ①儿… Ⅱ. ①赵… ②魏… Ⅲ. ①小儿疾病-惊厥-急救-手册 Ⅳ. ①R720.597-62

中国国家版本馆 CIP 数据核字(2023)第 062852 号

儿童惊厥急救模拟演练手册　　　　　　　　　　　　　　　赵　慧　魏会平　主编
Ertong Jingjue Jijiu Moni Yanlian Shouce

策划编辑:居　颖
责任编辑:马梦雪
封面设计:廖亚萍
责任校对:林宇婕
责任监印:周治超
出版发行:华中科技大学出版社(中国·武汉)　　　电话:(027)81321913
　　　　　武汉市东湖新技术开发区华工科技园　　　邮编:430223
录　　排:华中科技大学惠友文印中心
印　　刷:武汉市洪林印务有限公司
开　　本:787mm×1092mm　1/16
印　　张:7.25
字　　数:115千字
版　　次:2023年4月第1版第1次印刷
定　　价:39.80元

序

Xu

　　模拟医学又称仿真医学,主要借助模型和数字技术及衍生的模拟技术和模拟工具,进行人体教学、医学操作技术训练、手术训练、手术设计和指导、疾病预测、新药研制指导、新器械研发等工作。近 30 年来模拟医学得到了快速发展,作为现代临床医学教学的先进方式,代表着医学教育改革的发展趋势。

　　模拟医学在国外发达国家卫生健康领域发展迅速,作为研究工具和医疗干预措施,广泛应用于教学、评估、保障医疗安全、提升医疗质量等方面。近 10 年来,我国也开始对模拟医学体系进行积极探索,先后在部分医学院校和医疗机构中建立了模拟医学教育中心,进行模拟医学理念和技术的推广普及。与国外发达国家相比,我国模拟医学学科建设还处于初步发展阶段,各个地区之间对模拟医学的认识并不均衡,同质化水平和内涵建设还有待加强,如何让模拟医学理论落地生根,成为可运行、可操作的实用科学,是卫生健康和医学教育工作的当务之急。

　　除此之外,我国模拟医学领域权威著述和参考资料较少,目前我国儿科住院医生规范化培训推荐用书为人民卫生出版社出版的译著《模拟医学　儿科分册》,该译著原版是国际儿童医学模拟团体贡献的宝贵资源,涵盖儿科多领域模拟。作为工具书,《模拟医学儿科分册》无疑起到了提纲挈领作用。但是,对于具体病种情境设置的细节,仍需广大临床医学师生进一步补充和丰富。

　　湖北省妇幼保健院儿童急诊团队立足于现有医疗环境实际,怀着对模拟医学的热爱，投入了大量时间和精力，自 2020 年 5 月开始自行编写脚本结合模拟设备进行原位模拟教学探索，在此过程中发现通过训练可以使规范化培训医生、急诊专科医护人员更好地掌握急危重症处理流程，更全面评估病情，更规范使用急救药物，更高效进行团队合作及更有信心处理各类急救情况。他们将经验相对成熟的儿童惊厥及惊厥持续状态模拟演练的临床情境构建、相关知识内容进行总结归纳，形成了本书。

儿童惊厥及惊厥持续状态为常见的儿科急救病种。《儿童惊厥急救模拟演练手册》包含儿童惊厥及惊厥持续状态急救所涉及的详细知识和临床技能。本书理论性和操作性较强，对广大儿科医务工作者具有很好的参考价值，适合各级医疗机构综合儿科、儿童专科急诊、儿童神经内科等医护人员和医学生在模拟培训中学习使用。

湖北省妇幼保健院党委书记

前言

阿图·葛文德是一位外科医生、新闻工作者。他发现,人的身体能够以13000多种不同的方式出问题,在ICU,每例患者24小时平均接受178项护理操作,而且每一项都有风险。无论进行多么细致的培训和分工,一些关键步骤还是会被忽略,一些错误还是不可避免。于是他尝试用清单来帮助医生记住每一个操作流程和相关规范。

2001年,约翰·霍普金斯医院一位重症监护专家为医护人员提供防止中心静脉置管感染的步骤清单。一年后,他的团队得到了令人惊奇的试验结果,清单的实施使得术后感染率从11%下降到了0。

清单是一种观念的变革,强调化繁为简,将细致和高效真正落实到实际工作中。

笔者所在医院为省级三级甲等妇幼保健医院,急诊科是以儿科为主的急诊综合科室。2019—2021年急诊科抢救病种首位均为儿童惊厥及惊厥持续状态。笔者总结近年来在儿童急诊惊厥持续状态急救模拟演练中的方方面面,按照时间进程与医疗流程衔接,拆分为9个具体内容,以便于儿科急诊和(或)门诊医生随身携带、随手翻阅。

笔者力求将本书做成"阿图·葛文德式清单"模式,力图搭建好理论教学与实践教学的桥梁,为读者增加理论知识和提升操作技能。鉴于模拟课程在国内儿科领域相对缺乏,笔者希望为推行儿童惊厥及惊厥持续状态抢救的同质化尽微薄之力,使医者在实际临床工作中减少医疗错误、提高患儿安全性。

本书是儿童惊厥及惊厥持续状态急救场景的演变综合,在参考使用时,可以结合模拟演练的目标及参加模拟医护人员的专业基础和抗压能力等,灵活选取部分或全部场景。

最后,希望读者在阅读及参考过程中针对书中的不足提出宝贵意见和建议,在此谨致以真挚感谢!

赵慧　魏会平

目录
Mulu

第一章
儿童惊厥急救模拟演练
各场景内容及参考评分

儿童惊厥急救模拟演练各场景内容及参考评分见表1-1。

表 1-1　儿童惊厥急救模拟演练各场景内容及参考评分

场景	演练内容	评分
预检分诊处候诊区（预检分诊护士 2 人，考核其中 1 人）	（1）三角评估法（外观、呼吸、循环）评估患儿（30～40 秒内完成，小于 3 月龄需暴露患儿检查）； （2）简单询问病史，包括有无特殊接触史、曾予何治疗等； （3）准确判定分诊级别，信息录入，分级候诊； （4）必要的初步处置、健康宣教（正确），安抚患儿家属（得体）； （5）候诊区巡视，再评估； （6）分诊一级或二级患儿立即送入抢救室并呼叫值班抢救医生（熟练使用呼叫器、病史表述清楚）	各 5 分
抢救室（抢救护士 2 人：危重患儿抢救十步法）	（1）根据情况进行正确自身防护； （2）护士甲：摆正患儿体位，吸痰（根据情况必要时给予），吸氧，拉起床护栏，推抢救车，开放静脉通道； （3）护士乙：使用心电监护仪（熟练，可先测指脉氧快速获得脉率、脉氧数值，后接心电监护导联）；	各 5 分

续表

场景	演练内容	评分
抢救室（抢救护士2人：危重患儿抢救十步法）	（4）护士乙：清理患儿家属（仅留1人），按"抢救中"按钮、关门，5分钟倒计时（熟练使用倒计时器），做好记录（入抢救室时间，T、P、R、SpO₂、BP，用药情况及时间）	各5分
抢救室（患儿惊厥状态最初5分钟内）（1医2护）	1.一线抢救医生 （1）根据情况进行正确自身防护（2分）； （2）快速准确进行五角评估（5分）； （3）询问重要病史（3分）、分析病情（2分）、给出初步判断（1分），此项共6分； （4）下达吸痰（1分）、吸氧、开放静脉通道（2分）、测微量血糖（2分）等口头医嘱；氧疗医嘱包括方式、氧流量（2分）；镇静抗惊厥药物为一线药物，应包括药物名称、用量、用法（5分），此项共12分； （5）与患儿父母或其他家庭成员沟通（2分）、告知病情（2分），必要时协同清理多余家属（1分），此项共5分； （6）是否做到领导职责（非常好、较好、一般、较差、很差，共5分）。 2.抢救护士 （1）护士乙：汇报已进行医嘱或重复医生口头医嘱中未执行部分，测定并报告、记录微量血糖结果； （2）护士甲：重复医生口头医嘱药物，与医生或护士乙核对药物名称及有效期，准备完毕及执行后各汇报1次，执行后自行或由护士乙记录用药情况及时间	医生评分35分 护士评分10分（各5分）

续表

场景	演练内容	评分
抢救室（患儿惊厥持续状态5～15分钟）（1医2护）	1. 护士乙 汇报已抢救时长及心电监护仪数据并记录。 2. 一线抢救医生 （1）视患儿呼吸道状态再次口头医嘱吸痰，必要时更换给氧方式，再次使用一线镇静抗惊厥药物（氧疗医嘱包括方式、氧流量，镇静抗惊厥药物包括药物名称、用量、用法）； （2）与患儿父母或家庭成员沟通、告知病情； （3）呼叫上级医生，完善病历记录，补医嘱。 3. 护士甲 重复医生口头医嘱药物，与护士乙核对药物名称及有效期，准备完毕及执行后各汇报1次，执行后由护士乙记录用药情况及时间	医生评分15分 护士评分10分
抢救室（患儿惊厥持续状态15～25分钟）（2医2护）	1. 护士乙 汇报已抢救时长及心电监护仪数据并记录。 2. 二线抢救医生 （1）进一步询问病史、体格检查，给出诊断考虑、处置方案（包括镇静抗惊厥二线药物）； （2）指示护士乙请神经科会诊，尽到领导职责； （3）与患儿父母或家庭成员沟通、告知病情，拟收入PICU。 3. 抢救护士 （1）护士乙：电话请神经科医生急会诊（病史、抢救过程表述简洁、清楚），记录时间； （2）护士甲：视情况开放另一静脉通道；重复医生口头医嘱药物，与护士乙核对药物有效期，准备完毕及执行后各汇报1次，执行后由护士乙记录用药情况及时间	医生评分15分 护士评分10分

场景	演练内容	评分
抢救室（患儿惊厥持续状态 25～45 分钟，出现呼吸、心跳暂停）（2 医 4 护）	1.护士乙　汇报已抢救时长及心电监护仪数据,记录神经科医生到达时间。 2.二线抢救医生 （1）组成 6 人抢救团队（1 分,神经科医生可参与）,分派任务明确（2 分）,此项共 3 分； （2）下达抢救用药口头医嘱（10 分,包括药物名称、用量、用法）； （3）指示护士乙请麻醉科会诊,并准备气管插管车（1 分）； （4）指示汇报科室主任,请三线医生指导抢救、汇报医务科等（1 分）。 3.抢救护士 （1）护士乙:呼叫护士丙、丁参与抢救,计时器改 2 分钟倒计时,电话请麻醉科急会诊,会诊请求简洁明确； （2）护士甲:重复医生口头医嘱药物,与护士丙核对药物名称及有效期,准备完毕及执行后各汇报 1 次,执行后由护士乙记录用药情况及时间	医生评分 15 分 护士评分 10 分
ROSC* 后转入 PICU△	1.二线、三线抢救医生 （1）院内转运准备（氧气袋、便携式心电监护仪、复苏气囊或简易呼吸机）； （2）与患儿父母或家庭成员沟通、告知病情（告病危）,签署各项知情同意书； （3）告知 PICU 患儿简要病情,通知接收准备。 2.一线抢救医生　补抢救记录、医嘱。	医生评分 20 分 护士评分 10 分

续表

场景	演练内容	评分
ROSC※后转入PICU△	3.抢救护士 （1）护士甲：准备危重患儿院内转运用设备及交接记录本； （2）护士乙：通知电梯准备，记录转运时间，完善护理记录； （3）护士丙、丁：清理、补充抢救用品	医生评分20分 护士评分10分

注：ROSC※（return of spontaneous circulation）为自主循环恢复，是心肺复苏成功与否和预后评价的核心指标。2015年美国心脏协会指南将ROSC定义为出现生命迹象的临床指征，包括可触摸到脉搏或产生血压。

PICU△（pediatric intensive care unit）为儿童重症监护病房，是指对急危重症患儿集中管理、治疗的特殊救治场所。

（本章编写：魏会平　审核修改：赵慧）

第二章
儿童惊厥急救模拟演练病例参考

【病例1】 患儿,男,1岁5个月。因"发热1天"就诊,热峰38.9 ℃,无流涕、咳嗽,无呕吐、腹泻等。既往无热性惊厥史。急诊预检分诊:T 39.5 ℃,神清,精神欠佳,发热面容,前囟未扪及。候诊过程中出现抽搐。抢救室一线医生查体发现咽部、手、足少量疱疹,体重12 kg。

【病例2】 患儿,女,6个月。因"发热1天"就诊,无流涕、咳嗽,无呕吐、腹泻。既往无热性惊厥史。急诊预检分诊:T 39 ℃,神清,精神欠佳,热性面容,前囟平1.0 cm×1.0 cm,无脱水征。候诊过程中出现抽搐。抢救室一线医生询问病史发现1周内有百白破疫苗接种史。患儿为第2胎2产,足月顺产,其母第一胎夭折。体重10 kg。

【病例3】 患儿,女,3个月12天。因"间断抽搐35小时"就诊,发作时双眼凝视,四肢抽动。无发热、流涕、咳嗽、呕吐、腹泻等。既往有类似病史。急诊预检分诊时再次抽搐发作1次,表现为双眼上翻,左侧凝视,手脚抽搐、阵挛。出生史无特殊。体重5 kg。

【病例4】 患儿,男,6岁。因"突发抽搐5分钟"120送入就诊。抽搐发作时表现为双眼上翻,口吐白沫,四肢强直阵挛,伴小便失禁。无发热、流涕、咳嗽、呕吐、腹泻等。既往无惊厥史。起病前曾进食面点。体重15 kg。

(本章编写:赵慧)

第三章

儿童惊厥急救模拟
演练之预检分诊

第一节　预检分诊处置

一、预检分诊情形

（1）来院时正在抽搐，护士立即携患儿入抢救室，呼叫医生进行抢救。

（2）患儿既往有惊厥（包括热性惊厥）史，来院测体温偏高，护士甲评估患儿，简要询问病史，预检分诊为三级（优先就诊），于黄区候诊；护士乙根据具体情况给予必要退热处理，加强黄区巡视，密切观察该患儿的生命体征，包括神志、面色等。

（3）3月龄以上患儿既往无惊厥史，来院测体温（T）＞38.5 ℃，预检分诊为四级，于黄区候诊，护士定期巡视。

二、预检分诊内容（以病例 2 为例）

1. 初次评估

（1）采集病史：护士甲主动询问患儿病情，既往病史包括有无热性惊厥史等。

（2）评估患儿：可采用三角评估法，使用便携式心电监护仪快速监测生命体征,运用 FPS、PEWS 量表等评估工具(30～40 秒内完成)。

①护士甲:将患儿置于分诊台软垫上,评估患儿外观(对刺激的反应,四肢活动度、肌张力)、循环(面部、口唇色泽,四肢末梢色泽、温度)、呼吸(呼吸是否急促,有无异常气道音,有无鼻煽、三凹征)、毛细血管充盈时间(CRT)、神志意识等。对于 3 月龄以下的患儿,要松开患儿包被,充分暴露患儿,检查患儿全身有无皮疹,有无皮肤破溃等异常情况。

②护士乙:测量患儿体温、脉搏血氧饱和度(SpO_2)、血压、心率(整个过程轻柔、迅速,避免过分激惹患儿,影响测量生命体征的准确性)。

2. 信息录入,分级候诊　在电脑上录入患儿相关信息,根据评估结果,按照儿科预检分诊的五级三区标准,将患儿分入相应区域。

(1)护士甲:进行必要的健康宣教,指引到对应候诊区域(家属,现在孩子生命体征平稳,适度发热对孩子有一定好处,能抑制身体内病原体的繁殖,有利于增强孩子的体抗力。请您现在带孩子到黄区候诊,我们也会经常过来巡视。请您注意观察孩子精神、意识状态,有需要及时呼叫我们)。

(2)护士乙:加强候诊区巡视,观察患儿生命体征、神志、面色,当患儿出现病情变化时,应立即告知护士甲,再次评估患儿,视情况提高候诊级别,优先就诊。当患儿发生惊厥时,立即送入抢救室,进行抢救。

3. 初步处置

(1)T＜38.5 ℃,给予患儿物理降温,指导家属适当予患儿增加饮水,及时增减衣物,外用退热贴等。

(2)T＞38.5 ℃,给予患儿药物(美林或泰诺林,口服耐受性差者予小儿布洛芬栓或复方小儿退热栓)退热,告知退热药物口服时 24 小时内不得超过 4 次,每次间隔 4～6 小时。

注意,若患儿处于体温上升的寒战时期,告知家属给患儿适当增加衣物,予温热水。密切观察患儿面色、意识、精神状态,警惕惊厥的发生。

4. 再评估　候诊过程中,如果患儿出现抽搐,带入抢救室立即再次评估病情(30～40 秒内完成)。

(1)护士甲:重新评估患儿外观(对刺激无反应,四肢抽动)、呼吸(呼吸减缓或急促,牙关禁闭,口角有分泌物)、循环(面部、口唇发绀,四肢末梢发绀、发凉),

若分诊为一级或二级,指示护士乙呼叫值班抢救医生,给氧、进行心电血氧监测,视情况给予吸痰。

(2)护士乙:协助护士甲立即呼叫值班抢救医生,安抚患儿家属。

第二节 预检分诊相关要求

一、预检分诊概念及意义

预检分诊是指快速对患儿进行分类以确定治疗科室或进一步处理的优先次序的过程。分诊工作的有效运行取决于分诊评估方法的选择、分诊流程的设立、有能力的分诊人员的配备等。运用分诊系统可以更好地保证患儿的安全和提高工作效率。高效的分诊系统可以保证患儿立即进行分类,使病情较重的患儿得到优先救治,帮助急诊科人员快速识别需立即救治的患儿;缩短患儿等待的时间,合理地分配和利用急诊空间和医疗资源;防止就诊高峰时的分诊不足或过度分诊;提前筛选出具有传染可能的病种,避免院内感染的扩散。

二、预检分诊人员资源配置

预检分诊工作由具有执业护士资格并在临床工作 5 年以上,熟悉医院可提供的医疗服务范围、工作规范及流程的护士负责。根据预检分诊评估情况,判断患儿病情严重程度,合理安排就诊,对可能危及生命的患儿应立即送入抢救室实施抢救。登记患儿姓名、性别、年龄、症状、生命体征、住址、来院准确时间、来院方式、家长联系方式等,记录在急诊医疗文书中。

预检分诊每组有两名护士,分别为护士甲(高年资)、护士乙(低年资)。护士甲有相对丰富的抢救经验,在预检分诊中可起到领导作用,护士乙熟练掌握各种抢救技术,能很好协助护士甲完成分诊及抢救工作。两名护士均熟练掌握及运用儿童三角评估法、PEWS 量表、FPS 等评估工具,及时快速准确地分诊患儿,缩短等待时间,合理分配和利用急诊空间和医疗资源,提高工作效率。

利用五级预检分诊能快速判断急危重症患儿病情,及时有效利用绿色通道进行院内安全转运,可以有效缩短救护时间,提高救治成功率和满意度。根据国家颁发的相关指导意见,我科参照加拿大儿童急诊预检标准(PaedCTAS),结合我院实际情况,制定儿科急诊五级三区预检分诊标准,患儿候诊顺序按照病情紧急和严重程度决定。对 3 月龄以下患儿均进行体温、脉率、SpO$_2$ 和意识评估,并充分解开包被,进行全身暴露检查,特别注意患儿皮肤颜色(口唇、面色、四肢末梢及甲床),皮肤有无破损(四肢末梢、腋窝、骶尾部、肘部及腘窝),并做好患儿身上财物交接,避免发生纠纷。

三、预检分诊标准

儿科急诊采用五级三区预检分诊标准,详见表 3-1。

1. 五级

(1)一级:危急,直接送入抢救室,立即救治。

(2)二级:重症,送入抢救室,15 分钟内诊治。

(3)三级:紧急,优先就诊,要求 1 小时内就诊。

(4)四级:亚急,2 小时内就诊。

(5)五级:非紧急(门诊停诊时就诊),等待时间可能大于 2 小时,具体候诊时间与当时总的候诊人数有关。

2. 三区 急诊候诊区域分为三区:红区、黄区、绿区。

(1)红区(抢救监护区):适用于一级和二级患儿处置。

(2)黄区(密切观察诊疗区):适用于三级、四级患儿,原则上优先处置三级患儿。

(3)绿区:适用于五级患儿。

表 3-1 儿科急诊五级三区预检分诊标准

级别	一级(红区)	二级(红区)	三级(黄区)	四级(黄区)	五级(绿区)
程度	危急(抢救室)	重症(抢救室)	紧急(优先就诊)	亚急(候诊)	非紧急(门诊)
等候时间	立刻	<15 分钟	<1 小时	<2 小时	>2 小时

续表

级别	一级（红区）	二级（红区）	三级（黄区）	四级（黄区）	五级（绿区）
年龄	24 小时以内的新生儿		3 月龄以下婴儿	3 月龄以上婴儿	
体温	高热伴惊厥发作	新生儿发热（T＞38 ℃） T≥41 ℃	T≥39.5 ℃	T＞38.5 ℃	T≥38 ℃
神经系统	深昏迷 惊厥发作	嗜睡、浅昏迷 剧烈头痛 烦躁不安 （谵妄） 急性瘫痪	精神状态有改变 惊厥后 24 小时内头痛明显	神志清楚对答切题	神志清楚对答切题

第三节　预检分诊评估工具

一、儿科评估三角

儿科评估三角（图 3-1）可以提高儿科急诊分诊质量，帮助医护人员准确快速分诊患儿，可以形成对患儿疾病类型和严重程度的预判。在应用儿科评估三角的基础上选择下一步优先评估的顺序，同时采取必要的措施，预防病情的恶

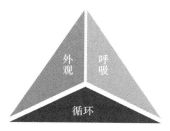

图 3-1　儿科评估三角

化,为儿科专科治疗争取时间(表 3-2 至表 3-4)。

表 3-2 外观评估

特征	正常特点
肌张力	活动自如,符合年龄的坐或站
互动	对周围环境有反应
可安抚	哭闹可以被看护者安抚
注视/凝视	有眼神交流,会追视周围物体
哭闹/语言	语言发育符合年龄阶段;正常哭闹,没有尖细或微弱的哭声

表 3-3 呼吸评估

特征	异常特点
异常气道音	打鼾;声音嘶哑或低沉;喘鸣;呼噜声;哮鸣音
异常体位	用力吸气体位;支撑体位;偏爱固定体位
三凹征	锁骨上窝、肋骨间隙、胸骨上窝凹陷
喇叭形	吸气时鼻孔呈喇叭形

表 3-4 循环评估

特征	异常特点
苍白	皮肤黏膜苍白
斑块状	不同程度的血管收缩,导致皮肤颜色出现片状改变
发绀	皮肤黏膜呈蓝紫色

二、Brighton 儿童早期预警评分(pediatric early warning score,PEWS)

PEWS 量表(表 3-5)为临床医护人员提供了一个客观评估的渠道,将临床常规观察项目整合成一个可供临床实践应用的量化工具,将偏离正常生理指标的潜在危害量化成具体评分,为制订下一步的诊疗策略提供有力的依据,其相对应的干预措施如表 3-6 所示。

表 3-5 PEWS 量表

项目	0分	1分	2分	3分
意识	玩耍反应如常	倦怠	易激惹	昏睡/意识模糊 对疼痛反应减弱
心血管	肤色红润 CRT 1～2秒	肤色苍白 CRT 3秒	肤色苍灰 CRT 4秒 心率较正常值每分钟增加20次	面色苍灰 花斑 CRT≥5秒 心率较正常值每分钟增加30次或心动过缓
呼吸	呼吸平稳 吸气三凹征阴性	呼吸频率较正常值每分钟增加10次,辅助呼吸肌做功增加 FiO₂30%或氧流量4 L/min	呼吸频率较正常值每分钟增加20次,吸气三凹征阳性 FiO₂40%或氧流量6 L/min	呼吸频率较正常值每分钟减少5次,伴胸骨凹陷或呻吟 FiO₂50%或氧流量8 L/min

注:CRT,毛细血管充盈时间;FiO₂,吸入氧体积分数;若需要每隔15分钟行雾化吸入治疗或存在外科术后持续呕吐则另各加2分。

表 3-6 PEWS 的得分与相对应的干预措施

得分	干预措施
0～1分	无需处理,继续观察
2分	通知责任护士评估有无疼痛、发热,计算出入量
3分	加强观察和评估频次,通知高年资住院医生
4分/干预后仍较前增加2分	呼叫儿科专科医生,且需15分钟内到场
>4分/符合表 3-5 中 3 分栏任一项	立即呼叫儿科专科医生,转运到 HDU(通知 ICU),通知儿科专家

注:HDU,高依赖病房;ICU,重症监护病房。

三、疼痛面部表情分级评分(FPS)

将 FPS 评估结果与儿科急诊分诊系统相结合,在急诊接诊时对患儿进行疼痛评估,不仅有利于早期发现潜在危险因素,还有利于早期治疗缓解疼痛,确保患儿安全及提升满意度(图 3-2)。

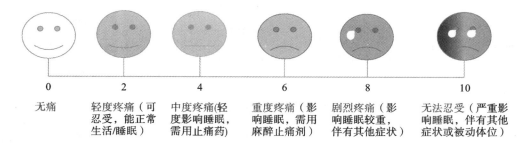

0	2	4	6	8	10
无痛	轻度疼痛(可忍受,能正常生活/睡眠)	中度疼痛(轻度影响睡眠,需用止痛药)	重度疼痛(影响睡眠,需用麻醉止痛剂)	剧烈疼痛(影响睡眠较重,伴有其他症状)	无法忍受(严重影响睡眠,伴有其他症状或被动体位)

图 3-2　疼痛面部表情分级

四、各年龄期儿童生命体征正常参考值

相关指标如表 3-7 至表 3-9 所示。

表 3-7　小儿心率参考值

年龄	心率/(次/分)	设定报警值/(次/分)
新生儿	120~140	95/170
1 岁以下	110~130	88/156
2~3 岁	100~120	80/144
4~7 岁	80~100	64/120
8~14 岁	70~90	56/108

表 3-8　小儿呼吸频率参考值

年龄	呼吸频率/(次/分)	设定报警值/(次/分)
新生儿	40~45	28/58
1 岁以下	30~40	24/48
2~3 岁	25~30	20/36

续表

年龄	呼吸频率/(次/分)	设定报警值/(次/分)
4～7岁	20～25	16/30
8～14岁	18～20	14/25

表3-9 小儿血压参考值

年龄	血压/mmHg	设定报警值/mmHg
1个月	84/54	67～100/43～64
1岁	95/65	76～114/52～78
6岁	105/65	84～126/52～73
10～13岁	110/65	88～132/52～73

注:公式推算,收缩压(mmHg)＝80＋年龄×2;舒张压(mmHg)＝2/3收缩压。

高血压标准,学龄前＞110/70 mmHg;学龄期＞120/80 mmHg;13岁及以上＞140/90 mmHg。

第四节 预检分诊设备清洁与维护

1. 预检分诊常用的仪器 心电监护仪、体温计等。

2. 清洁与维护

(1)清洁:心电监护仪指脉氧探头、导联线可用75％酒精进行擦拭;体温计可用含氯消毒剂进行浸泡消毒;预检分诊台面可用含氯消毒剂进行擦拭消毒。

(2)维护:预检分诊设备每班交接,定期质检,调整设备为合适模式,保证仪器性能完好,处于备用状态,并做好日常的清洁与维护。

第五节 预检分诊健康宣教

发热(fever)是指体温超过正常范围高限,是小儿十分常见的一种症状。在多数情况下,发热是身体对抗入侵病原的一种保护性反应,是人体正在发动免疫系统抵抗感染的一个过程。体温的异常升高与疾病的严重程度不一定成正比,但发热过高或长期发热可影响机体各种调节功能,从而影响小儿的身体健康，因此，对确认发热的患儿，应积极查明原因，针对病因进行治疗。

发热有利于提高患儿的防御能力，但是持续高热也会导致大脑缺氧，致使神经细胞坏死，这样也会在很大程度上给患儿造成严重的伤害。所以采取有效的降温措施，对于挽救患儿的生命具有重要的作用。

发热是一把双刃剑，短时间高热或发热低于 38.5 ℃，家长不必过度担心。发热会抑制病原体的繁殖，对于机体清除病原体是有益的，能提高患儿自身免疫力。那么患儿发热时如何处置呢？

（1）T＜38.5 ℃，给予患儿物理降温，指导家属适当予患儿增加饮水，及时增减衣物，温水擦浴，外用退热贴等。

（2）T＞38.5 ℃，给予患儿药物（美林或泰诺林，口服耐受性差者予小儿布洛芬栓或复方小儿退热栓）退热，告知退热药物口服 24 小时内不得超过 4 次，每次间隔 4～6 小时。

注意，如患儿处于体温上升的寒战时期，告知家属给患儿适当增加衣物，予温热水，按摩患儿四肢末梢，加快末梢循环。密切观察患儿面色、意识、精神状态，警惕惊厥的发生。高热持续期，注意药物降温，减少衣物，给予清淡易消化的流质饮食，注意环境的通风，多饮水。

（本章编写：张培红　表格制作：胡文俊　审核修改：魏会平、吴文娟）

第四章

儿童惊厥急救模拟
演练之抢救室护士

第一节　抢救室护理内容

一、入抢救室初护理内容

根据情况进行正确自身防护(标准预防),根据情况确定是否开启绿色通道。

1. 护士甲

(1)摆正患儿体位(头偏向一侧,避免口鼻分泌物堵塞呼吸道)。

(2)需要时快速吸痰(动作轻柔,避免重复多次刺激患儿)、吸氧(先调节至合适的氧流量,再连接至患儿)。

(3)予患儿佩戴手腕带。

(4)拉起床护栏、推抢救车、开放静脉通道(如情况允许可建立两条及以上)。

(5)使用心电监护仪(熟练,可先测指脉氧快速获得脉率、脉氧数值,后接心电监护导联)。

2. 护士乙

(1)清理患儿家属(与患儿家属沟通,取得配合,仅留1名家属在抢救室)。

(2)按"抢救中"按钮、关门,5分钟倒计时(熟练使用倒计时器)。

（3）呼叫值班医生（详见"急诊科呼叫规范用语"，熟练使用呼叫系统）。

（4）做好记录（入抢救室时间，T、P、R、SpO_2、BP，用药情况及时间）。

二、抢救中护理内容

注意自身及提醒其他需要进入抢救室人员做好防护，如果在抢救时发现患儿有呼吸道传染病接触史或者可疑呼吸道传染性疾病，可在保持 2 m 以上安全距离前提下，尽快更换防护服。

抢救中执行闭环式沟通，用药需双人核对。护士甲负责监护、给药及协同抢救；护士乙负责记录生命体征、抢救措施及给药途径、名称、剂量及时间（需具体到几点几分），汇报已进行医嘱或重复医生口头医嘱中未执行部分。

第二节　个人防护之标准预防

标准预防是针对医院所有患儿、医务人员和其他进入医院的人员采用的一组预防措施。无论是否有疑似或确定的感染状态，接触患儿的血液、体液、分泌物、汗液以外的排泄物、黏膜及非完整皮肤时，均认为有携带可传播的病原体的可能，均应采取相应的防护措施。

标准预防是医院感染防控最基础、最重要的措施。标准预防不仅是多药耐药菌防控的重要举措，在呼吸道传染病尤其是飞沫传播疾病的防控中也起到非常重要的作用，其具体措施如下。

（1）严格进行手卫生，手卫生是控制和预防医院感染，保障医务人员和患儿安全最经济、最有效、最简单的措施。

（2）根据可能暴露情况选择个人防护用品，避免过度防护。

（3）做好环境与物品的消毒。

①环境清洁与消毒。a.空气消毒：空气循环风扇，紫外线消毒。b.物表、地面消毒：使用含氯消毒剂进行擦拭消毒。根据不同科室、不同病患诊治的环境，选择合适的消毒方法，增加门把手、感染科室环境表面清洁消毒次数。

②不可忽视利用率较高的电子检测设备的消毒，选择合适的消毒剂，避免

交叉感染的发生。

③感染患儿使用过的织物(床单、被套、衣物)应密封后运送消毒。

(4)做好健康宣教,宣传正确的呼吸道卫生措施和咳嗽礼仪,这些措施能有效降低呼吸道飞沫病原体如流感病毒等传播的风险。

第三节　危重患儿抢救十步法

危重患儿抢救十步法,是科室根据以往抢救案例,总结出来的抢救护理流程,包括个人防护、检查反应、检查 CRT、检查呼吸、测量血压、呼叫医生、氧疗、心电监护、推抢救车、开放静脉通道。

应用危重患儿抢救十步法标准化抢救护理流程后加强了医护配合,提高了医疗质量,为抢救患儿生命争取了时间,提高了抢救成功率和患儿及家属的满意度。

第四节　急诊科呼叫规范用语

1. 呼叫值班医生　你好,是值班抢救医生××吗?这里是急诊科抢救室,现在有抽搐的患儿需要抢救,请马上到抢救室来(收到回复再挂电话)。

2. 呼叫上级医生　你好,是××主任(副主任)医生吗?这里是急诊科抢救室,有急救患儿正在抢救,值班医生呼叫上级医生,请马上到抢救室来。

3. 呼叫小儿神经专科　你好,是小儿神经专科吗?这里是急诊科抢救室,有惊厥持续状态患儿正在抢救,医生呼叫急会诊,请立即告知值班会诊医生马上到抢救室来,并麻烦告诉我你的名字(如果对方询问,可以简短介绍患儿病情和年龄等基本情况)。

4. 呼叫 B 超室　你好,是 B 超室吗?这里是急诊科抢救室,有患儿病情危重,需要紧急床边 B 超,请马上到抢救室来。

5. 呼叫检验科　你好,是检验科吗?这里是急诊科抢救室,有患儿病情危重正在抢救,需要床边采血检验,请马上到抢救室来。

6. 呼叫 CT 室

(1)你好,是影像中心吗？这里是急诊科抢救室,有一危重患儿需要做 CT,请准备好绿色通道,优先安排,我们马上到。

(2)你好,是影像中心吗？这里是急诊科抢救室,有一急救患儿需要做 CT,怀疑烈性呼吸道传染病,请准备好隔离 CT 间,做好个人防护,我们马上到。

7. 呼叫手术麻醉科

(1)你好,是麻醉科吗？这里是急诊科抢救室,有一急救患儿需要做手术,请准备好手术间,我们马上到。

(2)你好,是麻醉科吗？这里是急诊科抢救室,有一急救患儿需要做手术,怀疑烈性呼吸道传染病,请准备好隔离手术间,做好防护,我们马上到。

(3)你好,是麻醉科吗？这里是急诊科抢救室,有一急救患儿需要做气管插管(告知年龄、体重),请马上到抢救室来。

8. 呼叫 PICU

你好,是 PICU 吗？这里是急诊科抢救室,有一名(惊厥持续状态抢救后/心肺复苏后)患儿,年龄(月/岁),(已/未)进行气管插管,目前生命体征稳定,需要马上转入 PICU,请准备好床位,我们马上到。

9. 呼叫电梯

你好,是×号楼紧急电梯吗？这里是急诊科抢救室,有急救患儿需要马上转运到 PICU,请到 1 楼等候,我们马上到。

第五节　闭环式沟通

闭环式沟通是指在抢救过程中以团队领导为主导的沟通方式。在抢救过程中,以医生或有经验的高年资护士为指令发出者,指令发出者必须清晰地表达指令的内涵,且重视指令接收者的反应并根据其反应及时修正指令的传递,指令接收者正确理解指令内容并确认,准确执行指令,及时反馈执行情况,从而形成完整的不受外界干扰的闭合沟通环,以保证医嘱的有效执行和抢救工作的安全高效。

在整个抢救过程中,医生与护士、护士与护士、医生与医生之间都需要执行闭环式沟通。指令发出者明确接收对象,指令明确、准确,指令接收者复述指令,声音洪亮,执行前再次复述,指令发出者确认回复,然后执行。整个执行过程中形成一个闭环。

如,医生口头医嘱:××护士,地西泮 1.5 mg 加入生理盐水 10 mL,备用。××护士:收到,地西泮 1.5 mg 加入生理盐水 10 mL,备用。与医生或另一护士双人核对药物名称、有效期。核对无误,药物在有效期内,配制药物。药物配制完成后告知医生:地西泮 1.5 mg 加入生理盐水 10 mL 配制完成。医生回应:好的。

（本章编写:张培红、李艳、董然、胡文俊　审核修改:吴文娟、魏会平）

第五章

儿童惊厥急救模拟
演练之首诊一线医生

第一节　医务人员分级防护要求

一、一般防护

适用于普通门(急)诊、普通病房的医务人员。

(1)严格遵守标准预防的原则。

(2)工作时应穿工作服、戴外科口罩。

(3)认真执行手卫生。

二、一级防护

适用于发热门(急)诊与感染疾病科的医务人员。

(1)严格遵守标准预防的原则。

(2)严格遵守消毒、隔离的各项规章制度。

(3)工作时应穿工作服、戴工作帽和外科口罩,必要时穿隔离衣、戴乳胶手套。分诊台的护士可以不穿隔离衣。

（4）严格执行手卫生。

（5）结束工作时进行个人卫生处置，并注意呼吸道与黏膜的防护。

三、二级防护

适用于诊治飞沫隔离、接触隔离传染性疾病患儿或进入隔离病房、隔离留观室等。

（1）严格遵守标准预防的原则。

（2）严格遵守消毒、隔离的各项规章制度。

（3）进入隔离病房的医务人员必须戴医用防护口罩、工作帽，穿工作服、隔离衣或防护服，必要时穿鞋套。

（4）接触可疑的体液、分泌物、排泄物等物质时应戴手套。

四、三级防护

适用于为飞沫隔离、接触隔离传染性疾病患儿实施吸痰、气管切开和气管插管等引发气溶胶操作的医务人员。

除二级防护外，还应当加戴全面型呼吸防护器。

防护服符合《医用一次性防护服技术要求》，可为连体或分体式结构，穿脱方便，结合部紧密。袖口、脚踝口应为弹性紧缩口，具有良好的防水性、抗静电性、过滤效率和无皮肤刺激性。口罩符合《医用防护口罩技术要求》，应当配有鼻夹，具有良好的表面抗湿性，对皮肤无刺激，气流阻力在空气流量为 85 L/min 的情况下，吸气阻力不得超过 35 mmH$_2$O，滤料的颗粒过滤效率应当不小于 95％，也可选用符合 N95 或 FFP2 标准的防护口罩。医务人员职业暴露分级防护措施如表 5-1 所示。

表 5-1　医务人员职业暴露分级防护措施

防护级别	使用情况	防护用品									
		外科口罩	医用防护口罩	防护面屏或护目镜	手卫生	乳胶手套	工作服	隔离衣	防护服	工作帽	鞋套
一般防护	普通门（急）诊、普通病房医务人员	＋	－	－	＋	±	＋	－	－	－	－
一级防护	发热门（急）诊与感染疾病科医务人员	＋	－	－	＋	＋	＋	＋	－	＋	－
二级防护	进入疑似或确诊经空气传播疾病患儿安置地或为患儿提供一般诊疗操作	－	＋	±	＋	＋	＋	±★	±★	＋	＋
三级防护	为疑似或确诊患儿进行产生气溶胶操作时	－	＋	＋	＋	＋	＋	－	＋	＋	＋

注:"＋"应穿戴的防护用品,"－"不需要穿戴的防护用品,"±"根据工作需要穿戴的防护用品,"±★"为二级防护级别中,根据医疗机构的实际条件,选择穿隔离衣或防护服。结束工作时进行个人卫生处置,并注意呼吸道与黏膜的防护。

（本节编写：郑印、吴琰、董晶　审核修改：魏会平）

第二节　五角评估法

应用五角评估法评估患儿病情,要求1~3分钟完成。

1.气道(A)　判断是否通畅(有痰等)。

(1)检查上气道的方法如下。

①看:胸廓起伏。

②听:呼吸音和气道的异常声音,如咕咕声、喘鸣、哮鸣音提示气道梗阻。

③感觉:鼻部和口部的气流运动。

(2)气道梗阻的征象包括呼吸困难、不能说话或出声、咳嗽无声或气体交换差。

(3)评估气道的关键:确定是否可通过简单的手法维持气道通畅,以及是否需要采取进一步措施。若压额抬颌法和吸痰不能缓解气道梗阻,则需气管插管。

2.呼吸(B)　包括呼吸频率、呼吸功、肺部呼吸音和经皮动脉血氧饱和度。

(1)呼吸频率增快或减慢都应与相应年龄的正常值比较,呼吸暂停则指呼吸完全停止达到或超过20秒。

(2)呼吸功增加表现为鼻翼扇动、三凹征、辅助呼吸肌参与和呼吸节律不规则。

(3)其他还包括胸廓是否对称及呼吸时运动幅度、听诊肺部进气音的强弱。听诊双侧腋中线的呼吸音,可判断肺部进气多少和有无异常呼吸音。异常的呼吸音包括喘鸣、呻吟、咕咕声、哮鸣音和水泡音等。三凹征＋喘鸣提示上气道梗阻;三凹征＋哮鸣音提示下气道梗阻;三凹征＋呻吟/用力呼吸提示肺实质病变。

(4)经皮动脉血氧饱和度:呼吸室内空气时,≥94％提示氧合正常,但必须结合有无呼吸频率增快、呼吸功增加及灌注情况综合分析。高铁血红蛋白血症虽经皮动脉血氧饱和度正常,但仍有缺氧;而CO中毒时经皮动脉血氧饱和度可呈假性降低。

3.循环(C)　包括心率、节律、血压,周围和中央动脉搏动,毛细血管充盈时间,皮肤颜色(口唇、四肢等)和温度。

(1)血压增高或降低均是与相应年龄的正常值相比,血压降低提示休克。

（2）心率过快或过慢，特别是伴有灌注不良时，应立即连接心电监护仪，快速识别多种心律失常并给予相应处理，注意室颤、室速、无脉性电活动和室上速。

4. 神经系统（D） 评估大脑皮层和脑干的功能，包括意识状态、有无惊厥（或是否惊厥发作中）、瞳孔大小及对光反射、前囟张力、姿势和运动情况。

对意识状态的快速评估常用 AVPU 法，具体如下。

（1）A：清醒（awake）。

（2）V：对语言刺激有反应（responsive to voice）。

（3）P：对疼痛刺激有反应（responsive to pain）。

（4）U：对刺激无反应（unresponsive）。

5. 暴露（E） 从头到脚进行详细全身检查，包括辅助检查如经皮动脉血氧饱和度、心电图和血糖等结果。对患儿进行充分暴露，仔细检查全身有无创伤、出血、皮疹，并测量体温。

（本节编写：董晶、郑印、吴琰　审核修改：魏会平）

第三节　氧　气　治　疗

氧气治疗（简称氧疗）为使用高于空气氧体积分数的气体对患儿进行治疗。对于病因未明的严重低氧血症患儿，应贯彻降阶梯原则，根据病情选择从高浓度至低浓度的氧疗方式。

根据不同疾病选择合理的氧疗目标。有 CO_2 潴留风险的患儿，脉搏血氧饱和度（SpO_2）推荐目标为 $88\%\sim93\%$，对于无 CO_2 潴留风险的患者 SpO_2 推荐目标为 $94\%\sim98\%$。氧疗开始前需要了解患儿血氧饱和度情况，采用 SpO_2 或动脉血氧饱和度（SaO_2）进行监测。根据患儿病情危重程度（图 5-1）（危者 $SpO_2<80\%$；重者 $80\%<SpO_2<88\%$）选择高浓度或低浓度氧疗工具（面罩或鼻导管给氧）。

1. 鼻导管给氧

（1）鼻导管是临床最常用的给氧装置，具有简单、方便的特点。鼻导管吸入氧体积分数（FiO_2）与氧流量有关（计算公式：$FiO_2=21+4\times$ 氧流量），建议给氧

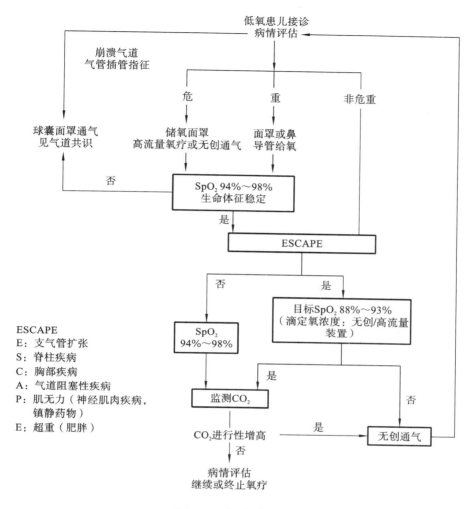

图 5-1　氧疗流程图

流量<6 L/min,超过 5 L/min 时患儿难以耐受要求闭嘴呼吸。

(2)优点:恒定氧流量,使用方便。鼻咽与口咽作为储氧部位,平均容积 50 mL,相当于解剖无效腔的 1/3。

(3)缺点:吸入氧浓度不确定,在 24%~32% 之间(吸氧流量为 1~6 L/min);高流量可能引起患儿不适,导致鼻腔黏膜干燥;氧流量 > 5 L/min 时,FiO_2 不再增加。

2.面罩给氧

(1)普通面罩:最常用的吸氧装置(储氧部分密闭性差,通气孔较大,利于空气进入),可提供 50%~60% 的 FiO_2(FiO_2 高于鼻导管,但仍不固定),适用于低氧血症且不伴有高碳酸血症风险(若患儿为低通气,CO_2 可能蓄积在储氧部分,造成高碳酸血症)的患儿吸氧流量不应低于 6 L/min,潮气量越大、呼吸越快,稀释越多。

①优点:吸入氧浓度略高于鼻导管,$FiO_2 \leqslant 60\%$,差别不显著。

②缺点:每分钟通气量大的患儿很难达到高 FiO_2;保持密闭是提高 FiO_2 的前提;影响进食及交谈;可能导致皮肤刺激;不适于长期使用。

(2)储氧面罩(非重复呼吸):普通面罩+储氧气囊,储氧气囊与面罩之间有单向活瓣,面罩上也有单向活瓣;氧流量 6~15 L/min;$FiO_2 > 40\%$;不适用于有 CO_2 潴留风险的患儿。

①优点:更好控制 FiO_2;非插管及机械通气条件下提供最高的 FiO_2;短期应用有效;不易导致黏膜干燥。

②缺点:需要密闭;可能导致不适;可能刺激皮肤;影响进食及交谈;无法进行雾化治疗;不应长期使用。

(3)文丘里面罩:可增加面罩内氧气流量,限制进入面罩的空气流量。文丘里面罩可提供 24%、28%、31%、35%、40%和 60%浓度的氧气,因文丘里面罩可以实现高流量低浓度给氧、非重复呼吸,适合伴高碳酸血症的低氧血症患儿。

①优点:提供恒定的 FiO_2,适用于哮喘及慢性阻塞性肺疾病(COPD)患儿。

②缺点:不能提供更高的 FiO_2。

(4)球囊面罩:面罩下方装有一个大的气囊以储存氧气,吸气时,由气囊提供氧气,不与空气混合,FiO_2 固定。球囊容量由球囊的直径决定。成人及 35 kg 以上儿童,球囊容量 800 mL/1200 mL(充气量);儿童,球囊容量 500 mL/300 mL;婴幼儿,球囊容量 250 mL/100 mL。

①优点:操作及所需设备简单,效果确切,刺激小,易耐受,不易造成损伤。

②缺点:不能确保气道通畅,可误吸;占用人力资源,难以长时间进行。

③适应证:无胃内容物返流误吸风险的短小全身麻醉手术,气管插管前进行预充氧。

(本节编写:郑印　审核修改:魏会平)

第四节　儿童惊厥及惊厥持续状态定义

惊厥是指因神经元异常同步放电引起的躯体骨骼肌不自主收缩,使受累肌群表现为暂时性强直或阵挛性抽动。小儿惊厥是癫痫发作的常见形式,可在许多疾病过程中出现。

由于小儿神经系统发育尚未成熟,兴奋易扩散,多种原因均可引起小儿惊厥,即使微小刺激也可诱发剧烈反应,出现异常脑电活动而产生惊厥。

儿童期惊厥发病率为 4%~6%,是儿科临床常见急症,年龄越小,发病率越高,易有频发或严重发作,新生儿及婴儿常有不典型惊厥发作。

惊厥患儿中病因排在前 3 位的分别是热性惊厥、癫痫、轻度胃肠炎并良性婴幼儿惊厥。按年龄段划分:年龄<1 岁惊厥病因以热性惊厥和癫痫为主,其次为颅内感染;1~6 岁儿童期惊厥病因以热性惊厥为主,其次为轻度胃肠炎并良性婴幼儿惊厥;年龄>6 岁儿童期惊厥病因仍以热性惊厥和癫痫为主。

惊厥持续状态(status convulsion,SC)传统定义如下:一次惊厥发作持续 30 分钟以上,或反复发作而间歇期意识无好转超过 30 分钟。

目前研究表明,如果惊厥发作超过 5 分钟,不进行适当止惊治疗很难自行缓解。因此近年来倾向于将惊厥持续状态时间缩短至 5 分钟,目的在于强调早期处理的重要性,这被称为"操作性定义"。

由于惊厥发作持续时间超过 5 分钟几乎不可能自行缓解,因此如果以急诊治疗为目的,将惊厥发作持续的时间窗限定从 30 分钟逐渐缩短至 5 分钟适合临床应用的操作性定义,更能体现早期止惊处理的重要性。

惊厥持续状态可明显增加惊厥性脑损伤的发生率。早期规范的药物治疗和系统全面的生命支持,能防止因惊厥时间过长而导致的惊厥性脑损伤及重要脏器功能损害,这也是改变不良预后的关键。因此,临床医生应掌握规范化处理流程和尽早准确做出合理的临床决策,从而改善预后。

(本节编写:吴琰　审核修改:魏会平)

第五节　儿童惊厥及惊厥持续状态绿色通道

　　小儿惊厥发作时非常凶险,为给予患儿有效迅速救治,可以建立"绿色通道"。

　　"绿色通道"指医院抢救急危重症患者时,为挽救其生命而设置的畅通的诊疗过程,该通道的所有工作人员,应对进入"绿色通道"的患者提供快速、有序、安全、有效的诊疗服务。

　　儿童惊厥"绿色通道"的应急处理:①组建以专业护理人员为主的"绿色通道"护理小组,并对组内成员加强培训。②接收到120电话或预检分诊、候诊区域发现患儿惊厥发作,护理人员登记信息,做好心电监护、抢救车准备,电脑办理"绿色通道"手续。③护理人员将患儿接诊入抢救室之后,立即通知医生,同时使患儿取侧头平卧位,将患儿身上衣服解除,清理口鼻腔内分泌物,避免其出现窒息现象,快速评估患儿病情,时间控制在30秒内,为患儿进行心电监护、开放静脉通道,时间控制在5分钟之内。④医生到场后根据五角评估法评估患儿病情,行镇静、降温及解痉等各项处理。⑤救治过程中护理人员要对患儿各项生命体征变化情况进行密切观察,一旦发现其有并发症出现,协助医生处理。⑥结束整个急救过程之后,根据分级要求相应资质护理人员单独或协同医生将患儿送入住院处,可凭借"绿色通道"将各项手续办理好,尽可能缩短时间。

　　　　　　　　　　　　　　　　（本节编写:吴琰　审核修改:魏会平）

第六节　院内儿童惊厥及惊厥持续状态处置

一、抢救护士临床处理

　　1. 摆放体位　当在医院急诊候诊区域发现患儿惊厥,护士立即将患儿送入抢救室,置于抢救床上,去枕平卧,头偏向一侧或取侧卧位,避免舌后坠或呼吸道分泌物、呕吐物误吸引起窒息,及时通知医生。

2. 一般处理 禁止一切不必要的刺激,保持呼吸道通畅。清除口、鼻、咽喉分泌物和呕吐物,以免发生吸入性肺炎和窒息。用包好的压舌板放入口腔内以防舌咬伤(家长院外操作可就地取材,将裹有纱布的竹板或小木片垫在患儿上下齿之间)。牙关紧咬者,不可强力撬开,以免损伤牙齿。

3. 监护、给氧、开放静脉通道 给予心电监护、测体温。惊厥发作时及时给氧,氧流量0.5～5 L/min,对12月龄以下的患儿应以面罩给氧为佳,因面罩给氧比鼻导管给氧流量大,可及时改善缺氧症状,减轻脑细胞损伤。迅速开放静脉通道。

4. 视情况必要时给予降温

(1)对于高热患儿及时采取退热措施,首选对乙酰氨基酚10～15 mg/kg,或布洛芬5～10 mg/kg。注意退热药物只能增加患儿舒适度,并不能预防惊厥再次发作。

(2)除选择药物降温外,还可采用物理降温,有条件者可用冰袋或冰枕置于头部。

二、一线抢救医生临床处理

1. 查体及病史询问 急诊医生到达抢救室后做好手卫生,正确进行自身防护。

(1)触摸大动脉搏动(是否存在、是否有力),在稳定患儿过程中根据五角评估法评估患儿病情(1～3分钟完成)。

(2)病史询问:应重点询问患儿有无类似病史、先天性疾病史、家族史、预防接种史,近期有无头部外伤史、毒物接触史、传染病接触史,在家用药情况,最后一餐进食情况等。

2. 用药 大多数惊厥呈短暂发作,持续时间1～3分钟,不必急于止惊药物治疗。应保持呼吸道通畅,防止跌落或受伤,勿刺激患儿,切忌掐人中、撬开牙关、按压或摇晃患儿导致进一步伤害。若惊厥发作持续5分钟及以上,则需要使用止惊药物。

（1）药物的选择取决于环境背景、是否有静脉通道及患儿年龄。常用药物及剂量如下。

①地西泮：0.3～0.5 mg/kg，灌肠或静脉注射。

②劳拉西泮：0.05～0.10 mg/kg，静脉注射，最大剂量不超过 4 mg。

③咪达唑仑：0.05～0.10 mg/kg，静脉注射（也可肌内注射、鼻内给药或灌肠）。

④苯巴比妥负荷剂量：20 mg/kg，静脉注射。

⑤磷苯妥英或苯妥英钠：15～30 mg/kg，静脉注射。

⑥丙戊酸钠：20 mg/kg，静脉注射。

⑦左乙拉西坦：50 mg/kg，静脉注射。

（2）药物副作用及其他注意事项如下。

①苯二氮䓬类和巴比妥类药物：警惕呼吸抑制和低血压。

②磷苯妥英：与婴儿体内的蛋白质结合不稳定，对 1 月龄以下患儿，非首选用药。

③左乙拉西坦：常作为苯二氮䓬类药物之后的二线选择，儿童用药资料有限。

（3）常用的苯二氮䓬类药物是目前公认的一线药物，包括劳拉西泮、地西泮和咪达唑仑。其中静脉注射劳拉西泮作用时间长、不抑制呼吸，很少需要后续使用其他抗惊厥药物就能达到止惊效果，且抗惊厥作用强于地西泮。因此，目前国外研究将劳拉西泮视为一线首选药物。由于其脂溶性的特点，地西泮肌内注射吸收慢且不稳定，不适用于止惊处理，所以首选方法仍为静脉注射，首剂为 0.3～0.5 mg/kg，最大剂量不超过 10 mg，注射速度为 1～2 mg/min。

在不能马上开放静脉通道的情况下，可给予地西泮直肠给药或咪达唑仑肌内注射（最大剂量不超过 10 mg）。

如果第一次苯二氮䓬类药物治疗无效，可以在 10 分钟后再用一次同样剂量。目前研究认为，第一次使用的止惊率约为 70%，而第二次使用的止惊率约为 17%。在应用苯二氮䓬类药物期间需密切观察呼吸、心率、血压，注意翻身和吸痰等。

需要注意的是，给予抗癫痫药物后，非惊厥性癫痫持续状态仍可能持续存在。神经肌肉阻滞剂可能掩盖持续的惊厥发作。

对低钠血症和低血糖引起的惊厥,应针对病因治疗,可给予 0.9% 或 3% 氯化钠溶液纠正低钠血症。首剂快速输液将血清钠水平提高至惊厥发作阈值以上(建议剂量为 3% 氯化钠溶液 4 mL/kg),后续应缓慢给药(血清钠水平提升速度不超过 8 mmol/(L·d)),以防止脑桥中央髓鞘溶解。0.9% 氯化钠溶液的钠离子浓度为 0.153 mmol/mL,而 3% 氯化钠溶液的钠离子浓度为 0.513 mmol/mL,因此大概需要输注 3 倍容量(与 3% 氯化钠溶液相比)的 0.9% 氯化钠溶液才能止惊。

3. 向家长交代病情及初步诊断 根据季节、患儿年龄、症状、体征及辅助检查给出初步诊断,并告知患儿家属该疾病的发生、发展及可能出现的严重并发症等。

(本节编写:吴琰、郑印 审核修改:魏会平)

第六章

儿童惊厥急救模拟演练之二线医生

第一节 儿童惊厥及惊厥持续状态体格检查和一般辅助检查

一、体格检查

惊厥发作时,应进行紧急止惊,同时注意观察抽搐情况并进行体格检查,待惊厥停止后进行全面体检。

(1)注意生命体征是否稳定,神志、瞳孔大小及对光反射、面色、呼吸、脉搏、体温、肌张力,有无头颅血肿、头皮破损,有无瘀点、瘀斑,有无皮疹、皮肤异常色素斑、皮下结节及局部感染病灶等。

(2)重点检查神经系统,注意有无定位体征、脑膜刺激征和病理反射,还应当注意心音、心律、杂音及肺部啰音,肝脾大小,血压高低。

(3)婴幼儿应检查头围大小、前囟大小和张力、骨缝有无增宽等,必要时做眼底检查。

①前囟:婴儿前囟尚未闭合,检查时如前囟张力增高或膨隆,提示颅内压增高。

②皮肤:如有色素脱失斑、牛奶咖啡斑等,考虑神经皮肤综合征。

③头围:头颅大小可间接反映脑发育情况,如小头畸形、巨脑畸形等。

(4)眼底检查:新生儿视网膜脉络膜炎时可能存在先天性感染;广泛的视网膜下出血提示颅内出血;视乳头水肿提示颅内压增高,颅内占位性病变可能性大;视神经萎缩、黄斑变性、角膜色素沉着等提示代谢性疾病。

二、一般辅助检查

1. 三大常规 注意血常规中白细胞数及分类、涂片有无幼稚细胞、是否贫血、有无血小板减少、有无嗜酸性粒细胞升高等,尿常规中有无潜血、蛋白质,大便常规中有无脓球及潜血等。

血常规中白细胞及中性粒细胞增高提示细菌感染存在,嗜酸性粒细胞增高提示脑寄生虫病。尿常规发现血尿、蛋白尿伴血压增高提示肾性高血压存在,有脓尿提示存在泌尿系统感染。大便常规中有白细胞、脓球提示存在中毒性菌痢。

2. 血生化检查 电解质检查可了解有无低血钙、低血镁、低血钠存在,血糖测定可了解有无低血糖存在,肝肾功能、心肌酶谱检查可了解有无重要脏器损害。

3. 其他检查 必要时行血气分析、血药浓度检查、毒物检测、脑脊液检查、免疫学检查、遗传代谢筛查等。

三、儿童新发惊厥的检查

目前关于儿童新发惊厥的检查项目仍存在争议,推荐检查方案如下。

(1)对6月龄以下婴儿进行全面检查并请神经内科医生会诊。

(2)对热性惊厥不做进一步检查,除非是复杂性热性惊厥。

(3)首次发作的非热性惊厥应完善血常规和电解质检查。

(4)详细询问病史和进行体格检查:识别先天性畸形、非意外伤害的证据。

(5)神经影像学检查:适用于具有局灶性症状、持续意识状态改变或不明原因惊厥的患儿,应在癫痫持续状态停止或病情稳定后进行。

(本节编写:吴琰　审核修改:魏会平)

第二节　儿童惊厥及惊厥持续状态诊断线索

一、年龄

惊厥首次发作的年龄与病因之间具有一定的特征性。由于不同年龄发生惊厥原因不同,故寻找病因时要考虑到年龄。

1.新生儿期　产伤、窒息、颅内出血、败血症、脑膜炎、脑发育缺陷、代谢异常、巨细胞包涵体病及弓形体病等原因多见。

2.婴幼儿期　高热、中毒性脑病、中枢神经系统感染、手足搐搦症、药物中毒、低血糖症、癫痫、脑发育缺陷、脑损伤后遗症、先天性代谢紊乱性疾病等多见。

3.年长儿　中毒性脑病、癫痫、颅脑创伤、颅内感染、中毒多见。

二、季节

某些疾病的发生具有明显的季节性。冬末春初时易发生维生素 D 缺乏性手足搐搦症及 CO 中毒,冬春季应注意流行性脑脊髓膜炎,夏秋季应多考虑乙型脑炎、中毒性痢疾等。

三、病史

有无发热是非常重要的线索。有热惊厥多为感染所致,应详细询问有无热性惊厥史、传染病接触史等。无热惊厥大多为非感染性,应详细询问出生史、喂养史、智力与体格发育情况、既往类似发作史和是否存在误服有毒物质史及脑外伤史。

四、伴随症状、体征

是否有头痛、呕吐、咳嗽、胸痛、腹泻、意识障碍等。伴有发热、意识障碍、脑膜刺激征,提示中枢神经系统感染;伴有神经系统局限性体征,考虑颅内占位性病变,如脑肿瘤、脑脓肿等;伴有特殊面容、智力障碍、肝脾肿大,需注意代谢障碍性疾病或有无先天性脑发育异常。

(本节编写:吴琰 审核修改:魏会平)

第三节 儿童惊厥及惊厥持续状态病因

一、热性惊厥

热性惊厥患儿在临床上主要表现为局限性或全身性肌群阵挛性或强直性抽搐,一般持续时间不长,通常伴有意识障碍。若发作时间较长,则会导致患儿脑细胞缺氧,对智力发育产生影响,部分患儿甚至会出现呼吸暂停,生命安全受到严重威胁。

热性惊厥发生率很高,占儿童期惊厥的30%。颅外发热性疾病在发热初期可诱导惊厥发作。身体某处有感染性病变(如上呼吸道感染、急性扁桃体炎、肺炎及传染病早期等急性感染性疾病)可引起发热并伴发惊厥。其中70%由上呼吸道感染诱发,其他诱因包括中耳炎、下呼吸道感染、腹泻等,主要表现为惊厥时间短、次数少、恢复快;神经系统一般无异常体征;预后良好,但易于复发(30%~40%);有遗传倾向。

1. 单纯性热性惊厥特点

(1)首次发作年龄多在6月龄至5岁之间。

(2)发作时间短,持续数秒至数分钟,不超过10分钟。

(3)全身性发作(强直-阵挛发作),为自限性,发作后无神经系统异常,可伴有短暂嗜睡。

(4)惊厥在发热24小时之内者占80%,24小时内仅发作1~2次。

(5)50%患儿有复发,大多数的再次发作发生在首次发作后1年内,但在5~6岁时停止。

(6)多由上呼吸道感染引起,先发热后惊厥。

2. 复杂性热性惊厥特点

(1)发作时间超过10分钟。

（2）24 小时内不低于 2 次的丛集式发作。

（3）局灶性或全面性发作。

（4）频繁复发。

二、感染中毒性脑病

（1）并发于颅外严重细菌感染（败血症、重症肺炎、菌痢、百日咳等）。

（2）原发病极期出现反复、顽固惊厥发作，伴意识障碍、颅内压增高、神经系统体征。

（3）脑脊液除压力升高外，常规、生化检查均正常。

三、颅内感染

（1）多有感染中毒症状。

（2）疾病初期或极期出现反复、顽固惊厥发作。

（3）常伴有进行性意识障碍。

（4）伴有不同程度颅内高压。

（5）常有神经系统体征。

（6）脑脊液检查有助于诊断。

四、癫痫

（1）癫痫是一组由大脑神经元异常放电引起的以短暂中枢神经系统功能失常为特征的慢性疾病，具有突然发生、反复发作的特征，可分为如下类型：①特发性癫痫（原发性癫痫），病因不清，可能与遗传因素有关（40%）；②症状性癫痫（继发性癫痫），与脑内器质性病变密切相关；③隐源性癫痫，病因不明，很可能为症状性癫痫。

（2）癫痫是小儿非感染性惊厥常见的病因。

（3）癫痫发作分为如下三类：局灶性发作、全身性发作、不能分类的发作。

（4）婴儿痉挛综合征是婴儿期最常见的一种癫痫综合征，多发生于 2 岁以内。2/3 患儿有脑损伤，包括产前及产后因素、围生期因素、代谢性疾病、颅内感染等。其主要特征如下：痉挛发作，精神运动发育迟缓，脑电图高幅失律。治疗的一线药物为肾上腺皮质激素。丙戊酸、硝西泮、维生素 B_6 等对某些患儿也有效。

五、轻度胃肠炎并良性婴幼儿惊厥

惊厥患儿有恶心、呕吐、腹泻,大便为黄白色稀便,少数有发热,但体温常低于 38 ℃,不伴有或仅伴有轻度脱水。惊厥多在肠炎症状出现前后的 1～6 天内发作,哭闹和(或)疼痛可以诱发惊厥。以全身性强直-阵挛发作为主,且为成串发作,一次发病中可反复出现,少数可出现复杂部分性发作、失神、斜视、发绀和抽搐。血生化(电解质、血糖)、脑脊液等检查多无异常;脑电图(EEG)检查可见发作间期 EEG 多正常。预后良好无复发。

六、颅脑损伤与出血

(1)伤后立即起病。
(2)反复惊厥发作。
(3)伴意识障碍和颅内压增高。
(4)头颅 CT/MRI 检查有助于诊断。

七、颅脑发育畸形

(1)惊厥常反复发作。
(2)伴有智力和运动发育落后。

八、颅内肿瘤

(1)起病隐匿,病情进行性加重。
(2)小儿有惊厥者占 15%,成人约占 33%。
(3)伴颅内压增高和定位体征。
(4)头颅影像学检查可确诊。

九、缺氧缺血性脑病(窒息、溺水、休克、阿-斯综合征等)

(1)缺氧缺血后立即起病。

（2）反复惊厥发作。

（3）伴意识障碍、颅内压增高。

（4）头颅影像学检查有助于诊断。

十、水、电解质紊乱

（1）相应临床表现及其基础病因。

（2）血生化检查有助于诊断。

（3）对因治疗能迅速控制惊厥发作。

十一、手足抽搦症

手足抽搦症因血清游离钙浓度降低使肌肉神经兴奋性增高所致，多见于1岁以内的幼儿，特别是人工喂养儿与佝偻病患儿，冬末春初多发。该病在婴幼儿中多表现为全身性惊厥，好似癫痫发作。严重患儿可表现为全身呈痉挛状态，甚至可发生喉及支气管痉挛，引起呼吸暂停。

十二、低血糖症

由于某些原因，血浆葡萄糖浓度（简称血糖）降低所致。患儿在病前多有吐泻、感染等前驱症状；一般易在清晨早餐前发病，表现为恶心呕吐、面色苍白、口渴多汗、疲乏、头晕、心慌、嗜睡甚至惊厥。新生儿常表现为精神淡漠，发作性呼吸暂停，体温不升与惊厥等；较大儿童有饥饿感和上腹部不适。空腹血糖测定：婴儿与儿童<40 mg/dL，足月新生儿$\leqslant 30$ mg/dL，未成熟儿$\leqslant 20$ mg/dL。但惊厥可使血糖上升，所以血糖测定正常，也不能排除低血糖症诊断。严重低血糖症可造成永久性脑损伤。

十三、遗传代谢性疾病

（1）进行性加重的惊厥或癫痫发作。

（2）异常代谢相关的异常体征。

（3）血、尿中代谢不完全产物含量增高。

十四、中毒（杀鼠药、有机磷农药、中枢兴奋药）

（1）接触及误服毒物或过量使用药物。
（2）顽固惊厥发作伴意识障碍。
（3）肝、肾、凝血功能等障碍。

（本节编写：吴琰、郑印　审核修改：魏会平）

第四节　儿童热性惊厥急性发作期处理流程及惊厥诊断思路

一、热性惊厥急性发作期处理流程

儿童热性惊厥急性发作期处理流程如图 6-1 所示。

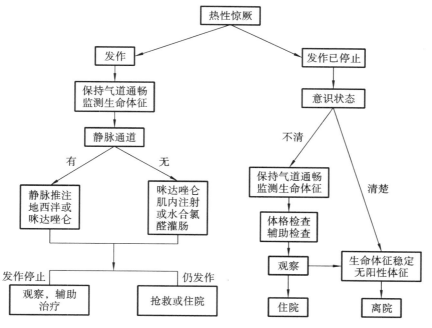

图 6-1　儿童热性惊厥急性发作期处理流程

二、惊厥诊断思路

惊厥诊断思路如图 6-2 所示。

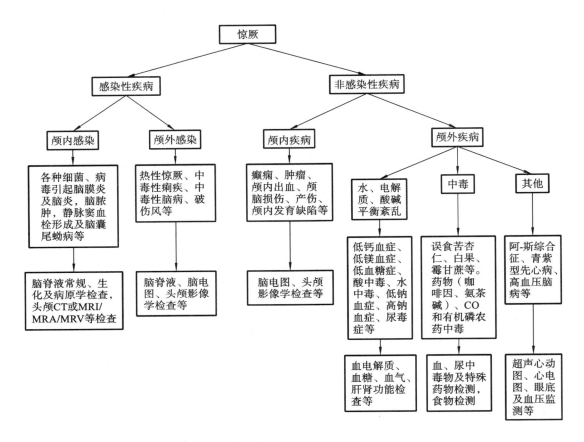

图 6-2　惊厥诊断思路

（本节编写：吴琰　　审核修改：魏会平）

第五节　骨髓静脉通道的建立

若患儿末梢循环差，穿刺护士（包括高年资）连续三次均未穿刺成功，应尽快建立骨髓静脉通道。骨髓血窦中的静脉血通过髓静脉系统、营养静脉与穿支静脉进入全身循环。因此药物注射入骨髓腔后会很迅速吸收入体循环，达到输液目的。由于随年龄增长,小儿长骨中红骨髓逐渐被血管少的黄骨髓代替,所以骨髓内输液仅适用于仍有红骨髓的小儿(年龄小于6岁)。

在临床急救中,能否及时、有效地建立输液静脉通道直接关系到救治成功与否。建立静脉通道的一般方法有外周静脉穿刺、中心静脉穿刺及静脉切开等。对于危重患儿,外周静脉常收缩塌陷,穿刺困难;中心静脉穿刺有一定的难度;静脉切开又耗时长,并影响复苏术的实施。儿科急诊医学相关研究提示,在危急情况下,急诊输液的最佳方法为骨髓腔输液。输入骨髓腔内的药物和液体可迅速、有效进入血液循环,经骨髓腔给药与中心静脉给药进入体循环的时间大致相同,快于外周静脉给药。对于无法常规静脉穿刺的危重患儿,骨髓腔输液可作为传统静脉输液的首选替代途径,是一种快速、安全、有效的抢救技术。

穿刺部位应以操作方便、不影响抢救为原则。在儿科,常用部位为胫骨、髂前上棘、胸骨、锁骨等。以胫骨为例:患儿取仰卧位,两腿稍分开,一腿呈屈曲状,将胫骨部位垫高并适当固定,取胫骨粗隆内下方1～3 cm平坦处作为穿刺点。术者常规消毒,戴手套,铺巾,选择不同型号的金属骨髓穿刺针。术者左手固定穿刺部位的上下皮肤,右手持骨髓穿刺针从穿刺点垂直进针。穿过皮肤,针头碰到骨面时,宜徐徐用力转动钻入,针头与骨干成60°～90°角,获得"突破感"后拔除针芯用5 mL注射器回抽,有骨髓液即证实针头在骨髓腔。穿刺成功后,试验性地推注5～10 mL生理盐水,观察局部有无渗出肿胀,然后将输液装置与针状尾端相连即可输液。用无菌纱布妥善固定穿刺针周围,防止穿刺针左右上下晃动。

骨髓腔输液方法常见的并发症主要包括骨髓炎、皮下肿胀、血中检出脂滴等。

(本节编写:董晶　审核修改:魏会平)

第七章
儿童惊厥急救模拟
演练之三线医生

三线医生接到抢救电话后，应尽快到岗，到岗前与参与抢救人员电话沟通，了解患儿的病情、发展经过、已有治疗、目前生命体征，并明确指派抢救团队领导。

三线医生到达抢救室后，再次了解并评估患儿病情，分配抢救人员角色与职责，确定下一步诊疗方案；第一时间向医务部或总值班汇报，必要时组织多学科紧急会诊；向家属交代病情、抢救措施、可能预后，告病危并请家属签字。

详细询问病史，若为中毒、纠纷患儿，传染性疾病或高度怀疑传染性疾病患儿等，要及时向医务部、院感办报告，并采取相应措施。若涉嫌投毒，需及时报警。

第一节　多学科会诊

一、会诊程序

院内多学科会诊由经治科室主任提出，医务部负责安排和组织，由医务部及经治科室主任主持，会诊前应做好充分资料准备，有病理报告者可邀请病理科医生参加，会诊前会诊医生要熟悉患儿病情。会诊中经治医生做好详细记录,并按照会诊意见及要求实施诊疗。

二、会诊申请

1. 病例选择 多学科会诊的病例,一般是入院 2 周诊断不明或特殊需要,患儿病情疑难、危重、复杂,需三个或三个以上学科共同参与诊治。

2. 会诊申请要求 除急危重症患儿以外,至少提前 1 天,由科室填写会诊申请单,科室主任签字或确认后送交医务部。同时,提出全院多学科会诊的病例,原则上要求已进行全科讨论,并拿出科室讨论意见。

会诊申请单内容如下。

(1)患儿病情介绍,在诊治上需解决的问题。

(2)拟会诊时间。

(3)拟请会诊人员。

(4)科室主任签字或盖章。

3. 紧急会诊 紧急会诊时可电话联系医务部或总值班申请各专科急会诊,经医务部或总值班同意后,通知各专科医生,并要求 10 分钟内到达抢救室。

三、会诊前准备

(1)经治医生(或抢救团队领导)告知患儿家属,并签署知情同意书,取得理解与配合。

(2)会诊前经治医生完成各种病历记录,各项检查结果完善,并附于病历中,影像资料收集齐全。

(3)医务部收到全院多学科会诊申请后,应立即组织通知被邀请的各位专家,拟请专科会诊的通知专科科室主任参加会诊。被邀请专家无特殊情况不得拒绝及推诿,确有特殊情况不能参加者,必须自行联系落实本科具有相应多学科会诊资质的专家代为会诊,并向医务部报告确认。

(4)为保证会诊质量,被邀请专家在接到会诊通知后应尽早了解患儿病情,必要时于会诊前查看患儿。

四、会诊过程

（1）会诊专家应准时到达会诊科室，不得迟到。

（2）医务部工作人员到达科室协调会诊，确认拟请的会诊医生均已到场，若有拟请会诊医生因故不能前来会诊，需立即落实，更改会诊医生。

（3）提请会诊科室主任主持会诊，经治医生详细汇报病史，提出拟解决的问题，上级医生补充。

（4）会诊医生到病房进一步询问病史，进行体格检查。

（5）会诊医生回会诊室，提出各专科诊治意见，经治医生做好详细记录。

（6）提请会诊科室主任总结发言。

五、会诊后

（1）经治医生将会诊意见详细记录于会诊记录中，并详细填写全院会诊记录，科室主任审阅签字，医务部签署意见后留存备案。

（2）严格执行会诊意见，进一步完善辅助检查或更改治疗方案。

（3）治疗组主治医生或以上职称医生向患儿及家属告知会诊结论，若需进行特殊检查及治疗，需签署知情同意书后方可执行。

第二节　可能涉及医疗纠纷病例的处理

医疗纠纷是指患儿家属认为在医院接受医疗服务过程中，因院方医疗过失行为使患儿受到伤害，以要求赔偿损失为主要目的的纠纷，包含医疗事故、医疗差错及其他原因引发的纠纷。

凡具备执业资格的医务人员发生医疗纠纷的，本人为责任人，所在科室为责任科室；未取得执业资格的医务人员在带教老师指导下从事医疗活动发生医疗纠纷的，其带教老师为主要责任人，本人为次要责任人，带教老师所在科室为责任科室，但未经带教老师同意，擅自从事医疗活动发生医疗纠纷的，则本人为责任人,其所在科室为责任科室;受医院委派支援其他科室工作的人员发生医疗纠纷的,本人为责任人,受援科室为责任科室;返聘人员发生医疗纠纷的,本人为责任人,返聘科室为责任科室。

进修、实习人员在带教老师指导下从事医疗活动发生医疗纠纷的,其带教老师为责任人,带教老师所在科室为责任科室,但未经带教老师同意,擅自从事医疗活动发生医疗纠纷的,则其本人为责任人,其所在科室为责任科室;经科室申请、医院批准的受邀请人员发生医疗纠纷的,由医院、科室承担责任,但未经医院审批、擅自邀请他人来院开展医疗活动发生医疗纠纷的,邀请人为责任人,邀请科室为责任科室。

凡医疗工作以外引发的意外伤害造成医疗纠纷的,所在科室及相关职能科室为责任科室。

医务人员在医疗活动中发生医疗纠纷或有纠纷倾向的,应立即向科室主任、护士长报告;科室主任应积极做好接停、调查、沟通及处理工作。科内不能解决的纠纷,科室主任应当向职能科室、总值班室及主管院长报告。科内发生重大医疗过失行为,导致患儿死亡或者可能为二级以上医疗事故的,科室主任必须立即向医院报告,医院必须在规定时间内向卫生行政主管部门报告。

发生医疗纠纷时,死亡病例讨论记录、疑难病例讨论记录、上级医生查房记录、会诊意见、病程记录应当在医患双方在场的情况下封存(也可将复印件封存)交医院医务处保管;疑似输液、输血、注射、药物等引起不良后果的,医患双方应当共同对现场实物进行封存并交医院保管;患方对死亡原因提出异议时,医院应当告知患方在 48 小时内进行尸检。

医疗纠纷实行当事科室、主管职能科室及相关职能科室联合处理的原则,先内(科内定性)后外(医院、医学会、法院定性),先下(科室)后上(医院、卫健委、法院)。科室主任必须全程参与医疗纠纷的处理。

医疗纠纷发生后,医务处首先责成当事科室认真讨论,本着实事求是的原则,重点是诊断的准确性、治疗措施的合理性和及时性、死亡原因等内容。医院组织专家技术委员会进行讨论,原则上当事科室主要负责人和当事人必须到场汇报诊治经过和科室讨论结果,通过与会专家无记名投票确定是否有医疗缺陷及其程度。通过专家技术委员会讨论,确定医院、科室、治疗组和个人的责任参与度。协商解决的医疗纠纷在医务处组织的协商中,相应的科室主任或科室主任指定人员必须全程参与和商谈,以解答关键技术问题。

实行医疗纠纷责任追究制,包括医患双方协商解决的、卫生行政部门调解解决的、仲裁委调解仲裁的或人民法院调解和判决的。

第三节　涉及投毒、中毒病例的处理

一、中毒病史的采集

采集详尽的中毒病史是诊断的首要环节,包括毒物接触史和既往史。

1. 毒物接触史　毒物种类、如何中毒、中毒时间和中毒量,发病原因、呕吐物性状、特殊气味,患儿生活情况、精神状况;发病地点、发病经过、既往病史和服药情况,家中药品有无缺少;怀疑食物中毒者要询问进食的种类、来源和同餐人员发病情况。另外还须调查中毒环境。

2. 既往史　对于中毒患儿,应了解发病前健康状况、生活习惯、嗜好、情绪、行为改变、用药及经济情况等。

二、熟悉临床表现及针对性体格检查有助于中毒的诊断及判断毒物种类

中毒患儿注意检查以下内容。

1. 神志状态　清醒、昏迷或谵妄等。

2. 患儿衣物　有无药(毒)渍、颜色和特殊气味。

3. 皮肤检查　皮肤有无皮炎性损害、伤口及出血等,皮肤、口唇颜色有无改变(发绀、樱红色、苍白色或灰白色等)。

4. 眼部检查　结膜有无充血,巩膜有无黄染,视力有无减退或突然失明,并注意瞳孔大小和对光反射。

5. 呼吸 注意呼吸速率、节律,有无呼吸困难,肺部有无啰音,呼气有无特殊气味。

6. 心率 注意心率快慢,节律是否整齐,有无心律失常,以及血压高低情况。

7. 肌肉 注意有无肌肉颤动及痉挛。

8. 其他 注意呕吐物及排泄物(粪、尿)的颜色和气味,以及腹部有无疼痛等。

三、病情监测和实验室检查

1. 病情监测 主要包括心电、血压、血氧饱和度、呼吸、神志检查及血气分析、肝肾功能检查、血尿常规、电解质检查、凝血功能检查等常规监测及检查。

2. 毒物检验 当中毒原因不明时,应及时采集剩余毒物及患儿的呕吐物、排泄物送检,进行毒物定性定量分析。

3. 特异性检验 如疑有机磷农药中毒,查胆碱酯酶活性;如疑 CO 中毒,查碳氧血红蛋白;如疑亚硝酸盐中毒,查高铁血红蛋白等。

四、及时评估

1. 病情严重程度评估

(1)有生命危险、严重且情况不稳定。

(2)有症状但尚稳定。

(3)症状较轻或无症状。

出现下列情况均提示病情危重:①中枢神经系统抑制:出现昏迷、呼吸抑制、血压下降、抽搐、惊厥。②中毒性肺水肿。③严重心律失常。④休克。⑤急性溶血性贫血,血红蛋白尿。⑥急性肾功能衰竭、少尿、尿毒症。⑦中毒性肝病。

2. 中毒时期评估 同种毒物中毒患儿,入院时可能处于中毒不同时期,分清中毒前期、中毒期、中毒恢复期。

五、急性中毒预后判断

影响预后的因素如下。

1. 中毒途径 血液＞呼吸道＞消化道＞皮肤。

2. 毒物剂量 剂量越大越危险。

3. 潜伏期 潜伏期越短,预后越差。

4. 毒物损伤 可累及中枢及心、肺、肝、肾等器官和造血系统,预后差。

5. 就诊时间 中毒就诊时间越晚,预后越差。

六、治疗措施

1. 急救原则 争分夺秒,时间就是生命。立即终止毒物接触,紧急复苏和对症支持治疗,清除体内尚未吸收的毒物,尽早足量使用特效解毒剂。

2. 治疗措施

(1)立即终止毒物接触:①吸入性中毒者应立即撤离中毒现场,保持呼吸道通畅,呼吸新鲜空气,吸氧。②接触中毒者应立即脱去污染衣物,用清水洗净皮肤和毛发上的毒物,用清水彻底冲洗清除眼内的毒物,局部一般不用解毒剂。注意冲洗皮肤不要用热水以免增加毒物的吸收;毒物若遇水能发生反应,应先用干布擦去沾染物,再用水冲洗。

(2)紧急复苏和对症支持治疗:治疗目的是保护和恢复患儿重要器官功能,帮助危重患儿度过危险期。对急性中毒昏迷患儿,要保持呼吸道通畅、维持呼吸和循环功能;观察神志、体温、脉搏、呼吸和血压等情况。严重中毒出现心搏和呼吸停止者,应迅速施行心肺复苏(CPR);对休克,循环衰竭,肾功能衰竭,严重心律失常,中毒性肺水肿,呼吸衰竭,水、电解质紊乱和酸碱平衡失调患儿,应及时对症治疗,稳定生命体征;中毒性脑病救治重点是防治脑水肿,保护脑细胞;脑水肿时应用甘露醇、速尿(呋塞米)、地塞米松;出现抽搐、惊厥时可用苯妥英钠,必要时用地西泮。

(3)清除体内尚未吸收的毒物:经口中毒者,早期清除胃肠道尚未吸收的毒物可使病情明显改善,愈早愈彻底愈好。

①催吐：目前临床上已不常规使用。适用于神志清醒又能配合的患儿和胃内尚有毒物存在者。昏迷、惊厥、休克、摄入腐蚀性毒物和无呕吐反射者禁用此法。a.物理催吐：让患儿快速饮入 300～500 mL 温清水或盐水，用压舌板、手指、筷子、匙柄等刺激咽喉部、舌根部诱发呕吐，反复进行，直到呕出液清亮。b.药物催吐：0.2%～0.5%硫酸铜 100～250 mL、1%硫酸锌 200 mL，或先饮水，然后口服吐根糖浆或皮下注射阿扑吗啡 5～8 mg。

②洗胃：经口中毒清除未吸收毒物的主要方法，可减少毒物进一步吸收，取样对毒物进行鉴定。洗胃以服毒 6 小时以内最有效。对服毒 6 小时以上者也不应放弃洗胃。间断长时间洗胃者（有机磷农药中毒主张保留胃管者，每天洗胃 2～3 次），其洗胃原则为早洗、反复洗、彻底洗。洗胃液以清水或温开水为宜，忌用热水。

a.用量：洗胃液的用量对洗胃的效果有直接影响，液体量过少，达不到全面洗胃的目的；液体量过多，容易造成急性胃扩张，并促使毒物通过幽门进入肠道，加重吸收。洗胃液用量一般 5 岁以下患儿为 1000～2000 mL，5～10 岁者以 2000～3000 mL 为宜。洗胃时间不宜过长，否则容易并发脑水肿和肺水肿。

b.灌入量：根据患儿年龄调节每次灌入量，小儿胃容量 1 岁为 300 mL，3 岁为 600 mL，每次灌入量以同年龄胃容量的 1/3 为宜。灌入量过多，则胃内压上升，促进毒物吸收；突然胃扩张又兴奋迷走神经，易引起反射性心搏骤停；过多液体可从口、鼻腔内涌出而引起窒息、吸入性肺炎。灌入量过少，则不能彻底清洗胃壁四周，影响洗胃效果。

c.插管：对气道保护反射丧失的患儿，洗胃时最好行气管插管。

d.禁忌证：吞服强腐蚀性毒物、食管静脉曲张、惊厥或昏迷患儿不宜洗胃。

e.方法：洗胃一般使用专门的洗胃器和负压吸引器。洗胃时，患儿取左侧卧位，头稍低并转向一侧。将一根粗橡皮管插入胃内，将洗胃液（100～300 mL）灌入胃内，然后利用负压吸引的方法将洗胃液引出，反复进行，直到引出液清亮。

七、可疑投毒病例的处理

询问病史后疑似投毒时,及时向医务部或总值班汇报,征求同意后报警。

(本章编写:乐静、韦润生　审核修改:魏会平)

第八章

儿童惊厥急救模拟
演练之神经科医生

神经科医生接到紧急会诊电话后,需在通话中简明扼要询问患儿基本信息,包括年龄、性别、抽搐次数、持续时间、伴随症状、药物使用情况等,并快速判断病情,指派主治及以上职称医生参与急会诊,要求10分钟内到达急诊抢救室。

神经科医生到达急诊抢救室后,首先向抢救团队最高负责人介绍自己并说明职称,由记录员记录到达时间。随后立即开始详细病史采集、体格检查、辅助检查等。

第一节　惊厥患儿详细病史采集及特殊辅助检查

一、病史采集

1. 病史

（1）现病史:发作前有无先兆,发作时有无意识障碍或大、小便失禁,发作时姿态、面色、声音,肢体抽动顺序,发作时刻、持续时间,对环境的反应,发作后的表现及伴随症状。发作的诱因(如发热、饮食过度、过劳、外界刺激、预防接种等),发作频率,病程长短,治疗经过,相关既往史(如热性惊厥史、头部外伤史、服药史、动物咬伤史、毒物接触史等),惊厥的首发年龄、复发次数和对智力行为发育有无影响。

（2）个人史：对新生儿及小婴儿惊厥，应详细询问有无宫内感染、产伤窒息、胎膜早破、产程延长史；婴幼儿应注意喂养史，出生时有无窒息史，预防接种史；有发热时还应询问有无传染病接触史（如乙脑、流脑等）。

（3）家族史：可为某些遗传代谢性疾病，如肝豆状核变性、肝糖原贮积症、半乳糖血症等提供诊断依据。

2. 年龄 不同年龄组惊厥的病因不尽相同。

（1）新生儿期：出生后 1～3 天常见病因为低血糖症、产伤窒息、颅内出血等，出生后 4～10 天常见病因为低钙血症、低钠血症、低镁血症、败血症、脑膜炎、胆红素脑病、破伤风和颅脑畸形等。

（2）幼儿期：常见病因包括上呼吸道感染、腹泻等引起的热性惊厥、腹泻相关性惊厥、中枢神经系统感染、细菌性痢疾（简称菌痢）、中毒性脑病、维生素 D 缺乏性手足搐搦症、癫痫、婴儿痉挛症、颅脑畸形、脑损伤后遗症和遗传代谢性疾病等。

（3）学龄前期和学龄期：常见病因包括颅脑外伤、感染、中毒、癫痫、颅内占位性病变、肾炎高血压脑病及脑寄生虫病等。

3. 季节

（1）春季常见惊厥：流行性脑脊髓膜炎（简称流脑）。

（2）夏季常见惊厥：流行性乙型脑炎（简称乙脑）、中毒性菌痢和肠道病毒感染。

（3）冬春季常见惊厥：以维生素 D 缺乏引起的低钙惊厥多见。

（4）上呼吸道感染、感染性腹泻等引起的热性惊厥，中毒及癫痫引起的惊厥终年可见。

二、特殊辅助检查

为明确惊厥的病因，同时评估复发及继发癫痫的可能性，为进一步治疗提供依据，应根据病情选择相应辅助检查，包括一般实验室辅助检查、脑脊液检查、脑电图检查与神经影像学检查。

1. 脑脊液检查 可用于颅内细菌、病毒、结核分枝杆菌、真菌感染的鉴别诊断,了解有无颅内压增高、颅内出血等。以下情况推荐行脑脊液检查。

(1)有原因未明的嗜睡、呕吐或脑膜刺激征和(或)病理征阳性。

(2)6~12 月龄未接种流感疫苗、肺炎链球菌疫苗或预防接种史不详者。

(3)已使用抗生素治疗,特别是 18 月龄以下者,因这个年龄段患儿脑膜炎/脑炎症状和体征不典型,且抗生素治疗可掩盖脑膜炎/脑炎症状。

(4)对于复杂性热性惊厥患儿应密切观察,必要时进行脑脊液检查,以排除中枢神经系统感染。

2. 脑电图检查 以下特征均为继发癫痫的危险因素,推荐进行脑电图检查与随访:局灶性发作、神经系统发育异常、一级亲属有特发性癫痫病史、复杂性热性惊厥、惊厥发作次数多。

对于脑电图检查的时机选择,Cochrane 系统综述报道目前尚无随机对照研究明确热性惊厥何时应进行脑电图检查。鉴于发热及惊厥发作后均可影响脑电图背景电活动,并可能出现非特异性慢波或异常放电,推荐在热退至少 1 周后检查。

3. 神经影像学检查 以下情况推荐行头颅影像学检查寻找病因:头围异常、皮肤异常色素斑、局灶性神经体征、神经系统发育缺陷或惊厥发作后神经系统异常持续数小时。

对于惊厥相关脑部病变的检出,通常 MRI 较 CT 更敏感,但检查时间相对较长,对镇静要求高。癫痫持续状态的患儿急性期可能发生海马肿胀,远期则可能引起海马萎缩,并可能导致日后颞叶癫痫的发生,必要时应复查头颅 MRI。

其他影像学检查还有 PET 及脑血管造影等,可进一步明确颅内有无结构异常、占位、血管畸形、出血及梗死等。

第二节 惊厥类型的定义及特点

一、热性惊厥(febrile seizure,FS)

FS 指发热(腋温≥38 ℃,肛温≥38.5 ℃)状态下出现的惊厥发作,无中枢神经系统感染证据及导致惊厥的其他原因,既往也没有无热惊厥病史。

FS 的患病率为 3‰~5‰,多见于 4~6 月龄至 4~6 岁儿童,6 岁以上者罕见。惊厥常发生在体温骤升阶段(38.5~40 ℃)。惊厥大多发生 1 次,1/3 患儿今后发热时再次或多次发生 FS。

发热 3 天或以上才出现的惊厥发作,一般不再考虑 FS,而应寻找其他导致惊厥发作的原因。

FS 根据临床特征分为单纯性 FS 和复杂性 FS。

(1)单纯性 FS(simple FS,SFS):占 70%~80%,发病年龄在 6 月龄至 5 岁;表现为全面性发作,持续时间<15 分钟,一次热性病程中发作 1 次,无异常神经系统体征。

(2)复杂性 FS(complex FS,CFS):占 20%~30%,常表现为发病年龄较早,发作次数较多,甚至低热时即出现惊厥。具备下列条件之一者即可确诊:①惊厥发作(局灶性或全面性)持续时间≥15 分钟;②局灶性发作或发作后有神经系统异常表现(Todd's 麻痹等);③丛集式发作,即一次热性病程中惊厥发作≥2 次。

二、热性惊厥附加症(febrile seizure plus,FS⁺)

FS⁺指儿童 6 岁以后仍有 FS,不伴或伴有无热全面性强直-阵挛发作,且不是目前已经认识的其他癫痫综合征。

FS⁺也是遗传性癫痫伴热性惊厥附加症(genetic epilepsy with febrile seizure plus,GEFS⁺)的临床表型之一。GEFS⁺临床表型,最常见者是 FS,其次是 FS⁺,少见者是 FS/FS⁺伴失神发作/肌阵挛发作/失张力发作/局灶性发作,最严重者是 Dravet 综合征(婴儿严重肌阵挛癫痫)和 Doose 综合征(肌阵挛-失张力癫痫)。

三、热敏感相关的癫痫综合征

有些癫痫综合征表现为发热容易诱发,即发作具有热敏感特点,发病早期似为 FS,随病程进展逐渐出现无热惊厥,但热敏感特点常持续存在,常见于 GEFS$^+$、Dravet 综合征、Doose 综合征、限于女性的癫痫伴智力低下(EFMR)、热性感染相关性癫痫综合征(FIRES)。

四、癫痫持续状态(SE)

(1)SE 指癫痫发作持续 30 分钟以上或在两次发作间期意识未完全恢复。30 分钟是根据可能导致永久性神经损伤的持续时间而界定的。大部分癫痫发作是短暂的,一旦发作时间超过 5 分钟,则很有可能持续较长时间。

(2)SE 有以下几种表现形式:①惊厥性癫痫持续状态(CSE):全面性强直-阵挛性(GTC)癫痫反复发作且每次发作间期神经功能持续不能恢复到正常基线。②非惊厥性癫痫持续状态:表现为癫痫发作后持续的或波动的"癫痫朦胧"状态。③反复部分性癫痫发作:表现为不伴意识障碍的局灶性运动体征,局灶性感觉症状或局部的功能受损(如失语),称为部分性 SE。

第三节 惊厥不同阶段治疗

由于大部分惊厥发作是短暂的,因此对于既往有热性惊厥病史的单纯性热性惊厥或首次癫痫发作的患儿并不需要特殊的药物治疗。

但若惊厥发作时间超过 5 分钟,则很有可能持续较长时间,为了减少发作达到 30 分钟(可能导致永久性神经损伤)的风险及避免不必要干预对短暂和(或)自限性癫痫发作造成的不良后果,在拟定癫痫持续状态治疗方案时选择以 5 分钟为界点。

止惊药物应选择起效快、用药方便、毒性小且不影响呼吸和循环的药物,且应尽早应用。研究发现,惊厥发作后应用止惊药物的时间与疗效相关,若 30 分钟内用药,成功率可高达 80% 以上,但若 90 分钟后用药,则成功率降至 63%。因此止惊药物的治疗强调早期、快速、足量。惊厥根据时间及对治疗的反应可划分为如下阶段。

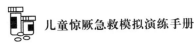

1. 稳定患者阶段（一般为 5 分钟内）

（1）保持呼吸道畅通。

（2）监测生命体征：应注意监测患儿心率、血压等生命体征。儿童惊厥以热性惊厥最为常见，应尽早测量患儿体温。

（3）评估氧合情况：惊厥发作时常有口周发绀，以及痉挛引起呼吸障碍导致低氧血症，应及时给予吸氧以降低缺氧引起神经系统损伤的可能性。根据氧合情况给予鼻导管或面罩吸氧，必要时给予气管插管辅助呼吸。

（4）检测末梢血糖情况：惊厥发作时肌肉长时间痉挛、抽搐，且通气功能下降，易出现低血糖症状，应注意监测患儿血糖。若出现低血糖，应及时给予葡萄糖静脉推注。

（5）其他：尽快开放静脉通道，以便于后续药物的应用；应检测电解质、血常规等；如有特殊药物服用史，应监测相关药物的血药浓度；如有毒物接触史，应监测毒物浓度。根据结果进行相应处理。

2. 初始治疗阶段（5～20 分钟，早期癫痫持续状态）　全面性惊厥发作持续超过 5 分钟；或非惊厥性发作或局限性发作超过 15 分钟；或 5～30 分钟内 2 次发作间歇期意识未完全恢复者，推荐使用一线止惊药物苯二氮䓬类药物，如咪达唑仑、劳拉西泮及地西泮。推荐首选咪达唑仑肌内注射或劳拉西泮静脉注射、地西泮静脉推注。

咪达唑仑为苯二氮䓬类短效药物，具有很强的止惊作用，半衰期短，药物蓄积效应小，因此疗效好，且不良反应较小，起效迅速，可通过肌内注射、静脉滴注、鼻腔滴入及肛门导入等方式给药。咪达唑仑的临床用药方法一般为肌内注射或静脉推注。应注意体重≤40 kg 者，最大剂量不超过 5 mg；体重＞40 kg 者，最大剂量不超过 10 mg。目前尚未广泛应用咪达唑仑鼻腔给药剂型，药物剂型、器具、药物在鼻腔的吸收部位均会影响药物的吸收，因此临床首选肌内注射给药。研究表明，对于小儿惊厥的治疗，咪达唑仑肌内注射与地西泮静脉推注均有效，但肌内注射咪达唑仑具有操作简便、治疗时间短等优点。

地西泮为临床传统止惊药物，但一般需开放静脉通道。地西泮的不良反应为低血压、心律失常、肌肉弛缓和呼吸抑制，因此需密切观察推注过程中是否有呼吸抑制、瞳孔缩小等情况。若无静脉通道,可选用地西泮灌肠,但地西泮经肛门导入给药($0.2\sim0.5$ mg/kg,最大剂量 20 mg)的吸收率不高,止惊效果并不确切。

劳拉西泮半衰期为 13 小时,应用剂量为 0.1 mg/kg,最大剂量为 4 mg,10 分钟后无效可追加。当无劳拉西泮时,可用氯硝西泮替代,0.03 mg/kg 静脉推注,最大剂量不可超过 2 mg,速度 <0.1 mg/min。

若无以上药物,可选用苯妥英钠或苯巴比妥静脉注射替代。

3. 二线治疗阶段($20\sim40$ 分钟,确定性癫痫持续状态) 发作持续 30 分钟以上或连续发作间歇期不能完全恢复者,推荐应用苯妥英、丙戊酸钠、左乙拉西坦或苯巴比妥。

苯妥英为二线用药,国外临床常用磷苯妥英,可通过肌内注射或静脉推注途径给药,剂量 $15\sim20$ mg/kg,10 分钟后可追加 $5\sim10$ mg/kg。

丙戊酸钠首剂 $20\sim40$ mg/kg 静脉推注,推注速度 $1.5\sim6.0$ mg/(kg·min),最大推注量 3000 mg,后以 5 mg/(kg·h)维持,停止惊厥 6 小时后每 2 小时减 1 mg/(kg·h)。该药不良反应包括过敏性皮炎、血小板减少、消化道症状及肝损害。因此对于血液病、肝肾功能损害的患儿应慎用。

苯巴比妥为长效巴比妥类药物。目前国际上为惊厥二线用药,但为新生儿首选用药。起效较慢,到达脑内有效浓度时间较苯二氮䓬类药物长,静脉注射需 15 分钟起效。且半衰期长,易引起长时间的呼吸抑制,醒后有疲倦嗜睡感,不利于判断患儿意识状态,给神经系统疾病的判断带来难度。但苯巴比妥给药方便,并且可以通过抑制神经兴奋性,降低产热以协助降温;同时可降低脑代谢率,清除自由基,保护神经细胞,减少不可逆性脑损害,防止惊厥复发。

研究显示,苯巴比妥与地西泮联合用药,对减少热性惊厥的复发和预防癫痫发生有统计学意义,可用于地西泮注射后的维持用药或防止再次发作的维持用药。一般负荷量为 15 mg/kg,12 小时后给予维持量。

4. 三线治疗阶段($40\sim60$ 分钟,难治性癫痫持续状态) 对二线止惊药物治疗无效者,需行全身麻醉药物治疗。

如果在初始治疗阶段止惊药物治疗的负荷量或维持量不足、患儿对一线止惊药物耐药,则可能使其发展成难治性癫痫持续状态,此时对二线止惊药物治疗无效,需立即开始全身麻醉药物治疗。

在麻醉药物应用前,通常在呼吸、循环、EEG 监测下,静脉持续使用麻醉剂量的硫喷妥钠、咪达唑仑、苯巴比妥、丙泊酚,有时联合使用肌松药。因此,此阶段需将患儿转入 EICU 或 PICU 治疗。

硫喷妥钠属于快速超短效的静脉麻醉药,其抗癫痫机制可能是硫喷妥钠与 GABA 受体结合,降低 GABA 从受体的离解率。也有研究者认为,硫喷妥钠可直接激活 GABA 受体,增加 GABA 与受体的结合力而发挥作用。此外,硫喷妥钠还能减少脑细胞耗氧代谢,降低颅内压,对局灶性脑缺血有确切的保护作用。由于其脂溶性高,极易透过血-脑脊液屏障进入脑细胞外液,故起效极快。用法:硫喷妥钠 1 g 溶于 500 mL 5％葡萄糖溶液中,用微量滴注泵按 3～6 mg/min 的速度静脉滴注,控制癫痫持续状态后按 0.5～1 mg/min 的速度使用微泵静脉滴注维持 1～2 天,再次发作时加大剂量,一般用量不超过 2 g/d。

咪达唑仑对呼吸和心血管系统的抑制作用弱于传统止惊药物,近年来有替代戊巴比妥成为治疗难治性癫痫持续状态标准药物的倾向。但是,咪达唑仑的作用时间短,复发率高,需重复使用或维持给药以避免惊厥复发。对重症急性期的难治性癫痫持续状态患儿,常用方法为首剂 0.2 mg/kg 静脉注射,如果无效,可以重复使用(总剂量不超过 2.0 mg/kg),然后按 0.05～2.0 mg/(kg·h) 速度静脉滴注维持,一般用药后 10 分钟至 1 小时起效,若发作未停止,应选择更为有效的药物治疗。

丙泊酚是一种有抗癫痫作用的非巴比妥类麻醉药,具有明显的诱导麻醉迅速平稳、半衰期短、意识恢复快、呼吸道和心脏副作用小、降低脑组织代谢及颅内压等优点。其可能作用机制如下:①明显的中枢神经抑制作用;②增强 GABA 介导的突触前后抑制作用;③减少兴奋性神经递质(如谷氨酸和天冬氨酸)的释放而起到止惊作用。经气管插管机械通气后,首先静脉推注 40～100 mg 丙泊酚(超过 30 秒),然后按 6～12 mg/(kg·h) 速度维持静脉滴注(总量 1800 mg/d),持续 24～48 小时缓慢减量。

万可松是一种高选择性非去极化型神经肌肉阻断剂,通过与乙酰胆碱竞争神经轴突后膜运动终板上的胆碱能受体,阻断乙酰胆碱对运动终板所起的去极化作用,以缓解骨骼肌痉挛。临床使用时起效快,时效较短,恢复迅速,作用强,蓄积作用很小,代谢不依赖肝脏,代谢产物生物活性低;其排泄不依赖肾脏,对机体内环境影响小。同时,呼吸机辅助呼吸可以根据血气分析结果调整参数,有利于改善缺氧、减少 CO_2 潴留,可使患儿平稳度过水肿反应期,为后续治疗争取条件。万可松负荷量为 $0.1\ mg/kg$ 静脉注射,维持量为 $0.04\sim0.06\ mg/(kg \cdot h)$ 微泵静脉注射,同时呼吸机辅助呼吸。万可松在惊厥控制后可渐减量至 2 周停用,改为常规口服止惊药物。

5. 超级难治性癫痫持续状态 全身麻醉治疗 24 小时仍不能终止发作,其中包括减停麻醉药物过程中复发。

第四节 惊厥的临床诊断思维及患儿去向

根据是否有发热,惊厥的病因分为感染性和非感染性两大类,根据有无神经系统体征划分为颅内疾病或非颅内疾病。

一、惊厥临床诊断思维

惊厥临床诊断思维如图 8-1 所示。

二、患儿去向

(1)热性惊厥有如下情况需留观或住院治疗。

①有嗜睡等神经系统症状或异常体征者。

②首次发作年龄<18 月龄尤其是已使用抗生素治疗者。

③热性惊厥的感染原因不明或感染较为严重者。

④复杂性热性惊厥或惊厥持续状态患儿无明确家族史者。

(2)初始治疗阶段建议神经科住院治疗,二线、三线治疗阶段需转入 EICU 或 PICU 监护治疗。

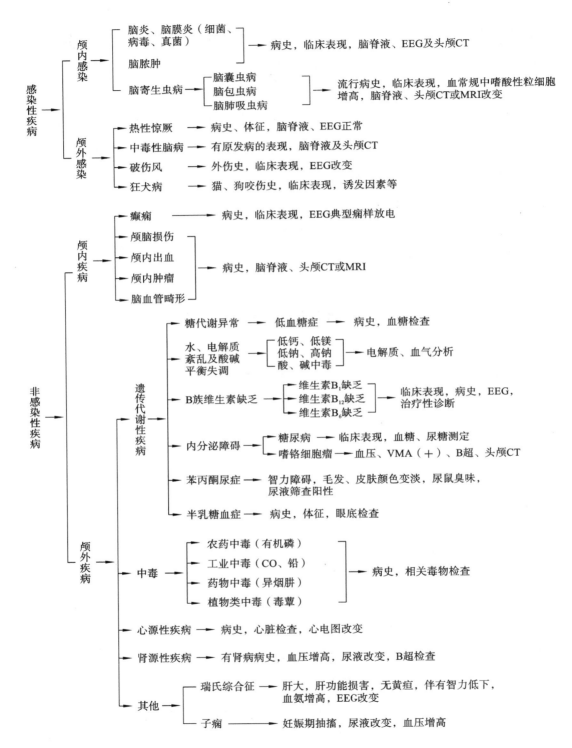

图 8-1 惊厥临床诊断思维

第五节 惊厥和惊厥(癫痫)持续状态的定义演变

一、定义

惊厥是由脑大量神经元一过性同步放电导致的所涉及随意肌的不可控制的抽搐或者肌张力改变,可以是部分区域(局灶性),也可以是全身性(全面性)。

根据病因不同和神经系统受累部位不同,其发作形式和严重程度不同。局灶性惊厥发作前可有先兆,但多数突然发作;全面性惊厥发作时意识完全丧失,双眼凝视、斜视或上翻,头后仰,面肌及四肢呈强直性或阵挛性抽搐,呼吸暂停甚至面色青紫,惊厥后昏睡、疲乏。多数惊厥发作可在5分钟内自行缓解。1次惊厥发作持续30分钟以上,或反复多次发作持续超过30分钟且发作间期意识不恢复至发作前的基线状态,称为惊厥持续状态。若为癫痫发作,则称为癫痫持续状态。

二、定义演变

癫痫持续状态是一种古老的急症。

1962年,第10届法国马赛专题研讨会将主题定为癫痫持续状态,作为首次关于癫痫持续状态的国际会议,该会议提出了新的具有广泛影响力的癫痫持续状态定义:癫痫发作持续足够长时间或频繁反复发作,从而造成不变而持久的癫痫状态,称为癫痫持续状态。这一定义被国际抗癫痫联盟(ILAE)接受。

1981年,ILAE对其进行修订:癫痫发作持续足够长的时间或反复频繁发作且发作间期不能恢复意识,称为癫痫持续状态。然而,上述定义均未明确量化发作持续时间,给癫痫持续状态的临床诊断造成很大困惑。

1993年,ILAE正式将癫痫持续状态定义为单次癫痫发作持续30分钟以上或频繁反复发作且发作间期不能恢复意识。这一定义首次明确了癫痫持续状态的时间节点,故成为临床应用最为广泛的定义,也为后续癫痫持续状态临床研究提供了诊断标准。

1999 年,有学者提出一种可指导临床实践的操作性较强的癫痫持续状态定义,即在成人和 5 岁以上儿童中,全面性惊厥性癫痫持续状态发作持续超过 5 分钟;而对于 5 岁以下儿童,发作持续时间界定为 5 分钟以上(如 10~15 分钟),这是由于婴幼儿未成熟脑对惊厥发作和缺氧的耐受性较好,故其发作持续时间(尤其伴发热)长于成人。这一定义强调发作持续时间与疾病危险性呈正相关,重要的是,其更符合临床实践的需要,对指导临床实践具有重要意义。不过,5 分钟癫痫持续状态的定义,ILAE 当时并未进行官方发布。

2001 年,ILAE 对 1993 年癫痫持续状态定义进行修订,即反复发作且发作间期中枢神经系统功能未恢复至基线水平。此次修订考虑到不同类型癫痫持续状态发作持续时间差别较大,均按照 30 分钟的标准可能延误治疗。故新定义又从具体转向抽象。

2012 年,英国国家卫生与临床优化研究所(NICE)率先将癫痫持续状态定义如下:单次发作持续时间较长(5 分钟以上),或两次以上发作间期不能恢复意识。同年,美国神经重症协会(NCS)将其定义如下:单次临床和(或)脑电图发作至少 5 分钟,或反复发作且发作间期意识未恢复至基线水平。自此,5 分钟成为明确诊断惊厥性癫痫持续状态的时间节点。

2015 年,ILAE 提出一个新的癫痫持续状态概念性定义,并包含两个可操作性的时间点(T1 和 T2):癫痫持续状态是由癫痫发作自行终止机制失败或由异常持续发作的机制启动(T1)所致,可以导致长期不良后果(T2),包括神经元死亡、神经元损伤及神经元网络异常等,这些取决于癫痫发作类型及持续时间。T1 提示启动治疗的时间点,T2 提示长期不良后果可能发生的时间点,即强化治疗的时间点。

对于强直-阵挛性癫痫持续状态患者,T1 为 5 分钟,T2 为 30 分钟;对于局灶性癫痫持续状态合并意识障碍患者,T1 为 10 分钟,T2 则大于 60 分钟;而就失神性癫痫持续状态而言,T1 为 10~15 分钟,T2 目前尚不明确。新的定义首次将概念性与可操作性融为一体,但有关不同类型癫痫持续状态治疗时间窗仍有待进一步研究。

至此,研究者认为,如果患者出现全面性强直-阵挛发作持续 5 分钟以上即有可能发生神经元损伤,对于全面性强直-阵挛发作的患者,若发作持续时间超过 5 分钟就该考虑癫痫持续状态的诊断。癫痫持续状态是内科常见急症,一旦发作时间超过 5 分钟,则很有可能持续较长时间,若不及时治疗可因高热、循环衰竭、电解质紊乱或神经元兴奋毒性损伤导致永久性脑损害,致残率和死亡率均很高,为了减少发作达到 30 分钟的风险及避免不必要的干预对短暂和(或)自限性癫痫发作造成的不良后果,在拟定癫痫持续状态治疗方案时选择以 5 分钟为界点。

三、分类

根据发作起始局限累及一侧大脑半球某个部分或双侧大脑半球同时受累,癫痫持续状态可进一步分为全面性发作癫痫持续状态与部分性发作癫痫持续状态。

1. 全面性发作癫痫持续状态

(1)全面性强直-阵挛性癫痫持续状态:临床最常见、最危险的癫痫持续状态,主要表现为强直-痉挛发作反复发生,意识障碍伴高热、代谢性酸中毒、低血糖、休克、电解质紊乱(低血钾、低血钙)和肌红蛋白尿等,可发生脑、心、肝、肺等多脏器功能衰竭,自主神经和生命体征改变。

(2)强直性癫痫持续状态:多见于 Lennox-Gastaut 综合征患儿,表现出不同程度意识障碍(昏迷较少),间有强直发作或其他类型发作(如肌阵挛、不典型失神、失张力发作等),EEG 出现持续性较慢棘慢波或尖慢波放电。

(3)阵挛性癫痫持续状态:阵挛性癫痫持续状态时间较长时可出现意识模糊甚至昏迷。

(4)肌阵挛癫痫持续状态:特发性肌阵挛发作患儿很少出现癫痫持续状态,严重器质性脑病晚期如亚急性硬化性全脑炎、家族性进行性肌阵挛癫痫等较常见。特发性患儿 EEG 显示和肌阵挛紧密联系的多棘波,预后较好;继发性患儿 EEG 通常显示非节律性反复棘波,预后较差。

（5）失神发作持续状态：主要表现为意识水平降低，甚至只表现为反应性下降、学习成绩下降；EEG可见持续性棘慢波放电，频率较慢，多由治疗不当或停药诱发。

2. 部分性发作癫痫持续状态

（1）单纯部分性发作癫痫持续状态：临床表现以反复局部颜面或躯体持续抽搐为特征，或持续躯体局部感觉异常为特点，发作时意识清楚，EEG上有相应脑区局限性放电。病情演变取决于病变性质，部分隐源性患儿治愈后可能不复发。某些非进行性器质性病变后期可伴有同侧肌阵挛。Rasmussen综合征（部分性连续癫痫）早期出现肌阵挛及其他形式发作，伴进行性弥漫性神经系统损害表现。

（2）边缘叶癫痫持续状态：常表现为意识障碍和精神症状，又称精神运动性癫痫持续状态，常见于颞叶癫痫，需注意与其他原因导致的精神异常鉴别。

（3）偏侧抽搐状态伴偏侧轻瘫：多发生于幼儿，表现为一侧抽搐，伴发作后一过性或永久性同侧肢体瘫痪。

另外，美国神经重症协会根据患儿是否发生全身或局部肌肉抽搐，将癫痫持续状态分为惊厥性癫痫持续状态（convulsive status epilepticus，CSE）与非惊厥性癫痫持续状态（non-convulsive status epilepticus，NCSE）。

四、治疗进展

在美国，每年有50000～150000人次发生癫痫持续状态，估计儿童患者的死亡率在3％以上，而成人患者高达30％，恰当且及时的治疗有助于降低癫痫持续状态的致残率和致死率，因此治疗目标是快速终止癫痫的临床及临床下发作。总的来讲，癫痫病因、癫痫持续状态的持续时间及患儿的年龄与预后密切相关。目前已被神经科及非神经科专家普遍认可及常规实施的治疗原则包括基本的重症监护及急救措施，如呼吸支持、维持血压、开放静脉通道以及识别并治疗潜在的可能疾病。尽管我们已经认识到将癫痫持续状态视为急重症的必要性，但目前治疗的目标及药物治疗的方法仍然相差甚大。不幸的是，患儿仍然因为各种原因而接受着不恰当的治疗,如以减少而非终止癫痫的发作为治疗目标、采用低效方案如镇静剂和麻醉药、未给予足够剂量的止惊药物等。

2016 年癫痫基金会和美国癫痫学会以循证医学为基础,制定了新的指南(2016 AES 循证指南),指导儿童和成人 CSE 的治疗。该指南旨在提供关于 CSE 治疗的效力、安全性和耐受性问题的循证医学回答,并将其综合成一个治疗流程。

该指南可帮助世界各地的临床医生了解目前关于癫痫持续状态患者治疗的证据,该指南需经过一定的地方审查和调整,以便其适用于当地的社会和经济环境,这对指南的有效实施是必要的,并且有助于改善 CSE 的治疗结局。

2015 年中国癫痫诊疗指南儿童 CSE 药物治疗流程如图 8-2 所示,可供参考。

时间	临床处理	注意事项
0分钟(第一步)	检查呼吸道、呼吸与循环 如有可能,给予高流量吸氧 检测血糖	临床确认是否癫痫发作
5分钟(第二步)	静脉通道未建立 ·咪达唑仑(MDZ)0.2～0.3 mg/kg(每次≤10 mg)肌内注射、鼻腔给药 ·地西泮(DZP)0.3～0.5 mg/kg直肠给药 ·10%水合氯醛溶液0.5 mL/kg灌肠 静脉通道已建立 ·地西泮(DZP)0.3 mg/kg(每次≤10 mg)静脉内给药 ·氯硝西泮(CZP)0.03～0.1 mg/kg(最大剂量2 mg)静脉内给药,速度<0.1 mg/min,也可肌内注射(给药后观察5分钟,如仍发作可重复一次)	院前 如有咪达唑仑黏膜剂或者地西泮(0.3～0.5 mg/kg)直肠用制剂,可由父母、照料者院前给药
15分钟(第三步)	·地西泮(DZP)0.3 mg/kg(每次≤10 mg)静脉内给药 (院内治疗一线药物:苯二氮䓬类药物)	需在医院内处理 可呼叫高年资医生,再次确认是否癫痫发作
25分钟(第四步)	·苯妥英(PHT)15～20 mg/kg,静脉内给药1 mg/(kg·min)(>20分钟),需注意心血管不良反应,监测心率、心律,监测血药浓度,最大50 mg/min ·苯巴比妥(若无苯妥英)15～20 mg/kg,静脉内给药2 mg/(kg·min)(>5分钟),最大100 mg/min。注意:镇静、低血压、呼吸抑制 ·丙戊酸20～40 mg/kg,静脉内给药,5 mg/(kg·min)(>10分钟),如有效可静脉维持滴注:1～2 mg/(kg·h)(需监测肝功能,注意:怀疑遗传代谢性疾病者慎用) (院内治疗二线药物)	通知ICU和(或)高年资麻醉医生,准备行麻醉治疗

图 8-2 2015 年中国癫痫诊疗指南儿童 CSE 药物治疗流程

45分钟 （第五步）	全身麻醉＋以下方法之一：	转入PICU

全身麻醉＋以下方法之一：

· **咪达唑仑**：首剂0.2 mg／kg，继之0.05～2 mg／(kg·h)维持（优点：抗癫痫效果肯定，起效快、无蓄积。缺点：低血压、心脏呼吸抑制，耐药风险）

· **硫喷妥钠**：首剂2～3 mg／kg，继之3～5 mg／(kg·h)维持（优点：临床实践经验长、致体温下降，理论上可能有脑保护作用。缺点：蓄积、低血压、心脏呼吸抑制、胰腺及肝毒性）

· **戊巴比妥**：首剂3～5 mg／kg，继之0.3～3 mg／(kg·h)维持

· **丙泊酚**：首剂1～2 mg／kg，5分钟后可重复，最大累积10 mg／kg，继之4～10 mg／(kg·h)（如>48小时，<5 mg／(kg·h)）（优点：吸收、消除快，心脏、呼吸抑制小。缺点：丙泊酚输注综合征（>48小时，尤其儿童，合用激素及儿茶酚时），注射部位疼痛，可诱发不自主动作（如肌阵挛））

发作终止后继续麻醉至少24小时（EEG达到爆发抑制状态），随后2～3天开始减量（需降低滴速），添加口服抗癫痫药物，如托吡酯、丙戊酸、左乙拉西坦

（院内治疗三线药物）

续图 8-2

（本章第一节编写：叶晶　第二至四节编写：乐静

第五节编写：王萍　审核修改：魏会平）

第九章

儿童惊厥急救模拟
演练之呼吸心搏骤停

第一节　关于心肺复苏及电除颤

一、如何识别呼吸心搏骤停

1. 意识　意识丧失无反应。

2. 呼吸　没有呼吸或者不能正常呼吸(只能喘息)。

注意:医务人员检查呼吸、脉搏的时间应小于 10 秒。烈性呼吸道传染病流行期间,可利用视觉判断呼吸,不要打开患儿气道或靠近患儿口鼻,可以将一只手放在患儿胸部,以感觉胸廓起伏,检查幼儿呼吸时可考虑将手放在其腹部。

二、心肺复苏

1. 流程　"C",先给予胸外按压;"A",通畅气道;"B",人工呼吸。

儿童胸外按压与人工呼吸比例:单人 30:2,双人 15:2。

2. 高质量心肺复苏要素

(1)以 100～120 次/分的速率实施胸外按压。

（2）按压深度青少年至少达到 5 cm，不超过 6 cm，儿童约 5 cm，婴儿约 4 cm，并建议使用反馈装置。

（3）每次按压后让胸廓完全回弹，避免在按压间隙倚靠在患儿胸部。

（4）尽可能减少按压中断，两次按压中断时间应小于 10 秒。

（5）给予患儿足够的通气（双人施救 15 次胸外按压，单人施救 30 次胸外按压后进行 2 次人工呼吸，每次通气持续 1 秒，每次须使胸部隆起），避免过度通气（呼吸次数太多或呼吸用力过度）。

（6）注意：烈性呼吸道传染病流行期间，理想的情况下，所有的心肺复苏都应由合格穿戴防空气传播个人防护设备（PPE）的医务人员进行。然而，这对第一响应者来说基本是不可能的。单纯胸外按压心肺复苏（覆盖患儿口鼻）应由第一个至少穿戴防飞沫 PPE 的医务人员迅速实施，在室外和转运的过程中，只施行单纯胸外按压心肺复苏是合理的。应在适当的空间由穿戴防空气传播 PPE 的人员尽快接管进一步的心肺复苏（持续的胸外按压、辅助通气和高级气道操作）。

三、电除颤（非同步电复律）

（1）适应证：心室颤动、心室扑动、无脉性室性心动过速。

（2）心搏骤停后先立即行心肺复苏，同时准备除颤仪，如果存在心室颤动，及时除颤。

（3）一次电除颤后立即恢复新一轮的心肺复苏，再次判断心律，确定是否除颤。

（4）注意：烈性呼吸道传染病流行期间，医务人员至少穿戴防飞沫 PPE。如果可以立即获得除颤仪，打开并连接除颤电极片，如果显示心律是心室颤动/无脉性室性心动过速，进行除颤。如果除颤后患儿仍处于心室颤动/无脉性室性心动过速，并且医务人员已经穿戴了防空气传播 PPE，则开始胸外按压。如果没有，在其他医务人员穿戴防空气传播 PPE 时，可以再进行最多两次电除颤。

第二节　烈性呼吸道传染病患儿心肺复苏基本原则

追问病史后若发现患儿有烈性呼吸道传染病患者的接触史或疑似病例，立即汇报医务科、院感办，并及时进行病原学检查。抢救医护人员按照相应级别防护后进入抢救室，已在抢救室内的医护人员进行补救防护。

AHA临时指南提出，烈性呼吸道传染病患儿心肺复苏期间要遵守三个基本原则。

一、减少医护人员不必要的暴露

在团队急救的时候，限制参与者人数；必须给施救者提供相应标准的防护设备；可疑和确诊烈性呼吸道传染病患儿在转移交接过程中不同团队之间要清晰沟通和交代。

二、优先考虑风险较低的氧合和通气策略

由于烈性呼吸道传染病患儿存在严重低氧血症，推荐在心肺复苏时早期气管插管，虽然插管有产生气溶胶风险，但可以由经验丰富的医生实施气管插管，争取一次成功；可以使用可视喉镜插管，减少暴露风险；保持呼吸机通气管道闭路运行；给呼出气和吸入气管道加上高效空气过滤器；注意在插管的时候暂停胸外按压等，这都有助于减少气溶胶产生。

三、要考虑启动和继续心肺复苏的条件是否适宜

心肺复苏（CPR）需要多人参与，烈性呼吸道传染病危重症心搏骤停者死亡率很高，因此在医疗资源有限的情况下，要不要给患儿实施心肺复苏需考虑患儿基础病和严重程度及资源利用等因素。家属与医生应该有充分的沟通，达成患儿预后的共识；医疗机构也应该有恰当的急救指引，让一线急救人员有章可

循。此外,如果烈性呼吸道传染病患儿心搏骤停,目前没有足够的证据支持使用体外心肺复苏(E-CPR)是有益的。也就是说,如果烈性呼吸道传染病危重患儿心搏骤停,给予体外膜肺氧合(ECMO)治疗意义不大。如需使用 ECMO 治疗,应在其心搏骤停之前应用。

四、具体特定场景处置措施

1. 院外心搏骤停 以下措施是基于患儿可疑或者确诊烈性呼吸道传染病,在当地爆发流行及社区传播状态下,怀疑所有的院外心搏骤停患儿都是烈性呼吸道传染病感染者是合理的。

(1)旁观者 CPR:旁观者 CPR 已经被证明是提高院外心搏骤停患儿救治成功率的重要干预措施。早期 CPR 和早期除颤可谓分秒必争。但作为普通人突然遭遇身边的人倒地、心搏骤停,不可能随手就有标准的防护装备,会大大增加 CPR 时感染烈性呼吸道传染病的风险。

①胸外按压:在烈性呼吸道传染病流行期间,患儿戴口罩,只给予单纯胸外按压可能更恰当。

儿童心搏骤停:鉴于儿童呼吸骤停发生率较高,旁观者应实施胸外按压并考虑给予口对口人工呼吸。如果不能或者不愿意实施口对口人工呼吸,用口罩或者布覆盖施救者和(或)患儿口鼻,可以降低非家庭成员旁观者施救过程中感染的风险。

②公众除颤:除颤操作不涉及气溶胶产生,应给患儿积极实施早期除颤。

(2)院前急救人员(EMS):

①调度:调度员需要筛选所有可能的烈性呼吸道传染病症状,包括发热、咳嗽、呼吸急促或者是已知的烈性呼吸道传染病感染者或密切接触者。调度员需要为旁观者施救提供防护指导,指导他们实施单纯胸外按压。调度员也需要提醒专业院前急救人员及可能面临感染者,做好个人防护。

②给氧:如果患儿还没有戴上氧气面罩,建议给患儿戴上氧气面罩,通过倾斜头部和(或)提下颌打开气道。不要试图用任何其他方法清理气道。以 10

L/min的流量给氧,在患儿到达合适地点和医护人员穿戴防空气传播PPE之前,不要提供正压通气。正压氧气输送装置在尽可能靠近患儿端连接一个病毒过滤器。注意确保所有连接都是安全的,直到球囊面罩装置到达前不要取下氧气面罩。同时建议使用额外的保护措施防飞沫或气溶胶,可以用外科口罩、毛巾、布或透明塑料片覆盖氧气面罩。如果口鼻视野被遮挡,应在穿戴好防空气传播PPE后定期检查患儿气道内是否有呕吐物或分泌物。在患儿处于适当位置,并有医护人员使用防空气传播PPE之前,不应通过开放式吸引设备进行口咽部吸引。

③人工通气:一旦球囊面罩装置到达,继续以15∶2的按压-通气比进行胸外按压。建议使用无重复呼吸面罩。确保自充气球囊与气道(面罩、声门上气道、气管导管)之间有病毒过滤器来过滤呼出的气体。仅由有经验的医护人员使用双人技术进行球囊面罩人工通气,一人双手密闭控制面罩,并由另一行胸外按压的人暂停按压去挤压球囊。胸外按压时应暂停通气。由于面罩不合适或密封不良会产生气溶胶,应尽量减少使用球囊面罩而应用高级气道进行人工通气。

④转运:疑似或者确诊烈性呼吸道传染病患儿的家属或联系人,不建议上转运急救车;如果现场积极心肺复苏无效,患儿自主循环没有恢复,也不建议转运至医院,因为患儿存活率很低,转运到医院去继续抢救反而增加了院前和院内急救人员感染的风险。

2.院内心搏骤停 以下是医院环境中疑似或确诊烈性呼吸道传染病患儿的具体考虑,不适用于已知为烈性呼吸道传染病阴性的患儿,这些患儿应得到标准的基础和高级生命支持。

(1)在患儿心搏骤停之前,应提高其护理级别,密切监测症状和生命体征,及时治疗干预,尽量避免发展至气管插管,气管插管对患儿和施救者都是更危险的操作。

(2)如果患儿有心搏骤停风险,考虑提前将患儿转移到负压病房,并在复苏过程中尽量降低急救人员的暴露风险。

(3)尽可能将门关上,以防止污染相邻的室内空间。

（4）对于心搏骤停时气管插管患儿处理步骤如下。

①闭合回路后，尽量减少断开连接，当需要切换呼吸机回路（如由球囊面罩切换到机械呼吸机回路）时，应用止血钳夹住导管。

②机械通气管道保持密闭，管道要接高效空气过滤器，降低雾化风险。

③调整呼吸机设置，允许异步通气。

④氧浓度调整到 100%，也就是纯氧。

⑤采用压力控制通气模式（辅助控制）并根据需要限制压力，以产生足够的胸部隆起。

⑥关闭流量触发器，避免呼吸机随按压自动触发，从而防止过度通气，减少残气量。

⑦评估是否需要调整呼气末正压（PEEP）水平，以平衡肺容积和静脉回流。

⑧调整报警，防止报警疲劳。

⑨确保气管内导管和（或）气管造瘘口及呼吸机回路安全，防止非计划拔管。

⑩如果自主循环恢复，根据患儿临床情况调整呼吸机参数。

（5）俯卧位的患儿心搏骤停时，如果没有高级气道置入，可以将患儿翻身到仰卧位开始心肺复苏。如果患儿有高级气道置入，虽然俯卧位心肺复苏有效性不完全明确，但仍不建议将患儿翻成仰卧位，除非能避免管道断开的风险。可以将电极贴片前后位置放置，患儿保持俯卧位，施救者心肺复苏时手掌按压在患儿第七胸椎至第十胸椎位置。

五、补救性防护

（1）烈性呼吸道传染病流行期间，均实行二级防护。

（2）一旦遇到疑似患儿，已在抢救室内的医护人员，可以尽量做补救性防护，可在距离患儿 2 m 外，先进行标准防护，然后加穿隔离衣，加戴面屏、护目镜等，抢救完毕后冲洗眼、口腔黏膜。

（3）尽量减少参加抢救的医护人员人数。

（4）不主张医护人员在没有防护的条件下进行可能被感染的高风险操作，院前抢救避免口对口人工呼吸（可指导家长做）。

（5）给疑似烈性呼吸道传染病患儿佩戴口罩，减少气溶胶释放。

（6）通知会诊医生时需告知患儿传染病接触史，建议会诊前着标准预防装备。

（本章编写：李杰、乐静、邬剑楠　校对：刘勤　审核修改：魏会平）

第十章

儿童惊厥急救模拟
演练之麻醉科医生

一、有创气道管理适应证

当无创气道管理无法达到目标 SpO_2（有 CO_2 潴留风险的患儿，SpO_2 推荐目标为 88％～93％，对于无 CO_2 潴留风险的患儿 SpO_2 推荐目标为 94％～98％），或者患儿自主呼吸突然停止，需紧急建立人工气道行机械通气；不能清除上呼吸道分泌物、胃内反流物或出血，有误吸危险；下呼吸道分泌物过多或出血需要反复吸引；严重低氧血症或高碳酸血症，需机械通气；上呼吸道损伤、狭窄、阻塞等影响正常通气；外科手术和全身麻醉，应立即进行气管插管。

二、气管插管相关器械

气管插管相关器械包括喉镜、气管导管、其他（如管芯、牙垫、喷雾器、10 mL 注射器、吸痰器、吸痰管、胶布、无菌石蜡油等）。

1. 喉镜 直喉镜片适用于新生儿或小婴儿，直喉镜片可直达咽后部过会厌（也可不过会厌），挑起会厌显露声门。较大儿童可选用弯喉镜片，将镜片顶端小心地推入会厌与舌根交界处，镜柄垂直抬起以显露喉头，勿以门齿作为支点向前翘起镜片顶端。不同年龄小儿对应的喉镜片尺寸如表 10-1 所示。

表 10-1　喉镜片类型及尺寸

小儿年龄	镜片类型		
	Miller（直镜片）	Wis-Hippel	Macintosh
早产儿	0	—	—
足月婴儿	0～1	—	—
1～12 月龄	1	1	—
1～<2 岁	1	1.5	2
2～<6 岁	2	—	2
6～12 岁	2	—	3

2. 气管导管　不同厂家制造的气管导管管壁厚度是不同的,选择时除考虑气管导管内径(ID)外还应注意气管导管外径(OD)。

(1)最常用的方法是根据年龄计算:ID(带套囊导管)=年龄/4+4;ID(不带套囊导管)=年龄/4+4.5。

(2)临床实用的测量方法:气管导管外径相当于小儿小指末节关节的粗细或小儿外鼻孔的直径。麻醉时应另外准备大一号及小一号的导管各一条。

(3)在某些情况下,如头、颈部或胸部手术及俯卧位手术时,或困难气道及异常气道的患儿,气管导管可能受到直接或间接的压力而容易发生扭折或压扁,应选用经尼龙或钢丝增强的特殊导管,还可根据需要选择合适的异形管。

(4)带气囊气管导管较无气囊气管导管粗(外径粗约 0.5 mm);气囊内压不要过大,尤其使用 N_2O 时,有条件时监测气囊压力;长时间插管者应定时放松气囊并小心充气以防止压迫而致的气管损伤。

3. 气管导管插入深度

(1)经口插入深度为年龄(岁)/2+12(cm)或 ID×3(cm)。

(2)经鼻插入深度为年龄(岁)/2+14(cm)或 ID×3+2(cm)。

(3)导管位置确定后,可考虑按需要的长度剪去多余的部分。摆好体位后应再次确认导管深度。长时间使用气管导管者,应拍 X 片确定导管位置。

三、小儿困难气道处理原则和方法

1. 小儿困难气道的评估

(1)病史评估：①有无插管困难的经历、气道手术史。②有无睡眠异常表现，如睡眠不安宁、出现颈伸长头后仰的睡姿；有无梦游或与气道阻塞相关的遗尿症状；有无打鼾或睡眠呼吸暂停综合征。③有无进食时间延长、吞咽时伴呛咳或恶心、呼吸困难或不能耐受运动的病史。

(2)查体评估：需检查鼻腔、气管；口腔、舌；下颌骨、腭骨；张口程度；颈后仰程度；必要时喉镜检查。

2. 预估的困难气道

(1)麻醉前判断患儿存在困难气道，选择适当的技术，确定气管插管首选方案和备选方案。尽量采用本人熟悉的技术和器具，首选微创方法。

(2)先充分面罩吸氧，置管过程中要确保氧合，当 SpO_2 低于90%时要及时面罩辅助给氧通气，始终要积极寻找机会提供辅助供氧。

(3)尽量保留自主呼吸，防止预估的困难气道变成急症气道。

(4)喉镜如能看到声门的，可以直接插管或快速诱导插管；如显露困难可采用插管探条或者光棒技术、纤维气管镜辅助，也可采用视频喉镜或试用插管喉罩。

(5)反复三次以上未能成功插管时，为确保患儿安全，推迟或放弃麻醉和手术也是必要的处理方法，待总结经验并充分准备后再次处理。如果不能插管必须保证通气。

3. 意外的困难气道

(1)应常规行通气试验，不能控制通气者，不要盲目给予肌松药和后续全身麻醉药物，防止发生急症气道。

(2)对能通气但显露和插管困难的患儿，选择上述非急症气道的工具。要充分通气和达到最佳氧合时才能插管，插管时间原则上不大于1分钟，或 SpO_2 不低于92%，不成功时要再次通气达到最佳氧合，分析原因，调整方法或人员后再次插管。

（3）对于全身麻醉诱导后遇到的通气困难,应立即寻求帮助,呼叫上级或下级医生协助。

（4）努力在最短的时间内解决通气问题:面罩正压通气(使用口咽或鼻咽通气道),置入喉罩并通气。

（5）采用上述急症气道的工具和方法,确保患儿通气。

（6）考虑唤醒患儿和取消手术,以保证患儿生命安全,充分讨论后再决定麻醉方法。

4. 插管不成功的急症气道 处理急症气道的目的是挽救生命。在既不能通气又无法插管时,面罩正压通气、环甲膜穿刺或气管切开置管是挽救生命的方法,要果断、迅速实施。

（本章编写:乐静 校对:江玲 审核修改:魏会平）

第十一章

儿童惊厥急救模拟演练之转运

急危重症患儿院内转运以最新版《急诊危重症患者院内转运共识——标准化分级转运方案》为指导。急诊是急危重症患儿诊疗的重要平台,在院内诊疗过程中常常需要对急危重症患儿进行转运,成功转运对降低急危重症患儿病死率有积极意义。转运时采用"降阶梯预案、充分评估、优化分级、最佳路径、动态评估"为原则的分级转运方案,以保证转运安全。标准化分级转运流程包括评估分级、沟通解释、充分准备、正常转运、应对管理标准化、总结评价。

一、评估分级

由转运决策者(抢救室主班及以上医生)负责,根据患儿病情(包括生命体征、意识状态、呼吸支持、循环支持、主要临床问题五项)和预计转运时间进行评估,确定转运分级(表 11-1)。

表 11-1　转运分级标准

评估项目	转运分级		
	Ⅰ级	Ⅱ级	Ⅲ级
生命体征	在生命支持条件下,生命体征不平稳	在生命支持条件下,生命体征相对稳定	无需生命支持条件下,生命体征尚平稳

续表

评估项目	转运分级		
	Ⅰ级	Ⅱ级	Ⅲ级
意识状态（GCS评分）	昏迷,GCS评分<9分	轻度昏迷,9分≤GCS评分≤12分	重度昏迷,GCS评分>12分
呼吸支持	人工气道,呼吸支持条件高,PEEP≥8 cmH$_2$O,FiO$_2$≥60%	人工气道,呼吸支持条件不高,PEEP<8 cmH$_2$O,FiO$_2$<60%	无人工气道,可自主咳痰
循环支持	泵入2种及以上血管活性药物	泵入1种及以上血管活性药物	无需血管活性药物
主要临床问题	急性心肌梗死、严重心律失常、严重呼吸困难、反复抽搐、致命创伤、夹层、主动脉瘤等	ECG怀疑心肌梗死、非COPD患者SaO$_2$<90%、外科急腹症、剧烈头痛、严重骨折、持续高热等	慢性疾病
预计转运时间	≥20分钟	≥10分钟且<20分钟	<10分钟

注:前5项为主要评估项目,依据5项中的最高级别进行分级;预计转运时间为次要指标,可依据实际情况进行相应调整;1 cmH$_2$O=0.098 kPa。

二、沟通解释

（1）与患儿家属沟通:告知转运风险,获取家属的知情同意及配合并签署转运告知书。

（2）与团队内部沟通:明确职责,相互配合。

（3）与接收部门沟通：详细告知患儿病情及预计转运时间，做好相应准备工作。

（4）与电梯员电话沟通，准备转运电梯。

三、充分准备

1. 转运人员准备

（1）按照转运人员配备标准选定相应的医护人员（表11-2）。

（2）做好转运人员分工，明确职责，根据急诊的特殊性，护士群体相对固定，熟悉工作流程及应急方案，由转运护士担当领队，负责转运过程中的协调管理工作。

表 11-2　转运人员配备标准

人员	转运分级		
	Ⅰ级	Ⅱ级	Ⅲ级
医生	急诊工作时间≥2年；急诊住院医生培训1阶段第三年；掌握急救技能（胸外按压、气管插管、除颤、电复律）	急诊工作时间≥2年；急诊住院医生培训1阶段第二年；掌握基本急救技能	急诊工作时间≥1年；急诊住院医生培训1阶段第一年；掌握基本急救技能
护士	N3能级护士；取得急诊专科护士证书；熟练使用抢救仪器	N2能级护士；熟练使用抢救仪器	N1能级护士；基本会使用抢救仪器

注：以上分级标准为推荐配备标准，各医院可根据自身实际情况按照推荐原则进行调整。

2. 转运装备准备

（1）按照转运装备配备标准配备相应的仪器设备和药品（表 11-3）。

表 11-3　转运装备配备标准

装备	转运分级		
	Ⅰ级	Ⅱ级	Ⅲ级
仪器设备	包括氧气 2 瓶、转运监护仪、转运呼吸机或 PEEP 简易呼吸器、口咽气道、微量泵 2 个、除颤仪、便携式吸痰器、插管用物、穿刺用物	包括氧气 1 瓶、转运监护仪、简易呼吸器、口咽气道、微量泵 1 个、除颤仪（必要时）、穿刺用物	氧气 1 瓶、指夹式脉搏血氧仪、简易呼吸器（必要时）、穿刺用物
药品	肾上腺素、多巴胺、胺碘酮、咪达唑仑、利多卡因、阿托品、生理盐水	肾上腺素、咪达唑仑、生理盐水	生理盐水

注：以上分级标准为推荐配备标准，各医院可根据自身实际情况按照推荐原则进行调整。

（2）转运仪器设备调试并试运行，及时发现问题并解决问题。

3. 患儿准备　出发前按照转运分级再次评估病情（主要包括生命体征、意识状态、呼吸及循环情况等），并检查各种管路是否固定妥当，确保通畅，尽量在患儿病情稳定的情况下转运。

4. 接收方准备　告知接收方患儿的病情、所用仪器设备、用药情况及到达时间等，使其做好充分接收患儿的准备。

四、总结评价

转运完成后，对整体转运工作进行综合评价，为后续完善转运方案及患儿治疗决策提供依据;再次评价患儿转运的获益与风险,评估病情是否稳定,并对转运人员组成的合理性、计划措施的针对性和预见性、沟通的有效性进行评价。

(本章编写:张晶　审核修改:魏会平)

第十二章

儿童惊厥急救模拟
演练参与人员评分细则

第一节　一线医生评分表

一线医生评分表共 30 分,如表 12-1 所示。

表 12-1　一线医生评分表

项目	得分	扣分理由
1.收到呼叫,2分钟内到达抢救室,与护士沟通(2分)		
2.标准防护/手卫生(1分)		
3.口头医嘱:监护、给氧、开放静脉通道、测微量血糖(2分,缺一项扣0.5分)		
4.五角评估(3分钟内完成 ABCDE)(3分,缺一项扣0.5分)		
5.询问病史(诱因、体温、惊厥次数,发作表现、间隔时间、既往史、生长发育史、家族史)(2分,缺一项扣0.5分)		
6.初步诊断(1分)		
7.合理用药(药物名称、用量、配制方法、用法、间隔时间等)(5分,缺一项扣1分)		

续表

项目	得分	扣分理由
8.开放(另一条)静脉通道,备血检查(血常规、血生化电解质、血气分析、肝肾功能、心肌酶谱;甲状旁腺素水平;抗癫痫药物血药浓度、毒物检测;血尿氨基酸、有机酸筛查试验;血培养等病情相关项目)(2分,缺一项扣0.5分)		
9.医护沟通(分配任务、口头医嘱明确、良好闭环式沟通)(3分,缺一项扣1分)		
10.医患沟通(交代病情、治疗方案、预后,签署知情同意书等)(2分,缺一项扣0.5分)		
11.CPR团队中任务、技能完成情况(按压,位置、深度、频率;呼吸,复苏囊使用、手法、频率;除颤,判断波形、能量、位置、充电、离床放电提醒)(3分,缺一项扣1分)		
12.及时呼叫上级医生,完整汇报病情及抢救经过(1分,缺一项扣0.5分)		
13.向会诊医生简明完整汇报病情及抢救经过(1分)		
14.病历书写规范(抢救记录、上级医生及会诊医生意见、评估量表、知情同意书签署)(共2分,缺一项扣0.5分)		

第二节　二线医生评分表

二线医生评分表共(40+10)分,如表12-2所示。

表12-2　二线医生评分表

项目	得分	扣分理由
1.收到呼叫后2分钟内到达抢救室(1分)		
2.标准防护/手卫生(1分)		

续表

项目	得分	扣分理由
3. 与一线医生沟通病情及抢救经过（2分）		
4. 五角评估（3分钟内完成ABCDE）（3分，缺一项扣0.5分）		
5. 询问病史（既往史、生长发育史、毒物接触史、外伤史、预防接种史、家族史等）（4分，缺一项扣1分）		
6. 判断病情准确、合理用药（药物名称、用量、配制方法、用法、间隔时间等）（5分，缺一项扣1分）		
7. 请神经内科、麻醉科急会诊（2分）		
8. CPR团队能胜任领导角色（分配人员、明确职责、良好闭环式沟通）（10分，缺一项扣3分）		
9. 及时呼叫上级医生（1分）		
10. 院内转运前评估（患儿病情（包括生命体征、意识状态、呼吸支持、循环支持、主要临床问题五项）、预计转运时间），确定转运分级和路线（5分，缺一项扣1分）		
11. 与患儿家属沟通：告知转运风险，获取家属的知情同意及配合（1分）		
12. 按照转运分级选定转运人员，做好分工，明确职责（1分）		
13. 按照转运分级准备所需仪器设备和药品（2分，缺一项扣1分）		
14. 与PICU做好病情及文书交接及签字（1分）		
15. 转运完成后，对整体转运工作进行综合评价，为后续完善转运方案及患儿治疗决策提供依据（1分）		
16. 补充：开放骨髓静脉通道（物品准备包括骨穿包、消毒棉签、注射器、利多卡因、胶布等；知情同意；部位；消毒铺巾；麻醉；穿刺；固定）（10分，缺一项扣2分）		

第三节　三线医生评分表

三线医生评分表共 10 分,如表 12-3 所示。

表 12-3　三线医生评分表

项目	得分	扣分理由
1.标准预防(1 分)		
2.指定领导者并分配角色及任务(2 分)		
3.向领导者询问病史及抢救经过(2 分)		
4.请专科会诊,记录时间(2 分)		
5.请医务科会诊,记录时间(2 分)		
6.手卫生(1 分)		

第四节　麻醉科医生评分表

麻醉科医生评分表共 10 分,如表 12-4 所示。

表 12-4　麻醉科医生评分表

项目	得分	扣分理由
1.到达时自我介绍姓名、职称(0.5 分)		
2.标准预防(0.5 分)		
3.备齐用物:气管导管、导管芯、10 mL 注射器、喉镜 1 套、治疗碗内盛石蜡油、纱布 2 块、弯盘(内有无菌纱布 2 块)、牙垫 1 个。另备:听诊器、手套、压舌板、呼吸气囊、备用气管导管、胶布、小枕(2 分)		

项目	得分	扣分理由
4.操作:麻醉师位置(头位);患儿仰卧;检查口腔;打开无菌盘,戴手套;试气囊是否漏气;暴露声门,插入气管;插入深度;判断导管在气管内;固定导管;向气囊内注气 6～8 mL,密闭气道(3分,缺一项扣0.3分)		
5.操作动作轻柔,避免造成损伤(0.5分)		
6.反复插管时,避免时间过长,注意及时予患儿再供氧(1分)		
7.时间控制:2～5分钟内完成(0.5分)		
8.书写会诊记录并签名(1分,缺一项扣0.5分)		
9.有效沟通(与家属和领导者)(1分,缺一项扣0.5分)		

第五节　神经科医生评分表

神经科医生评分表共 10 分,如表 12-5 所示。

表 12-5　神经科医生评分表

项目	得分	扣分理由
1.到达时自我介绍姓名、职称(0.5分)		
2.标准预防(0.5分)		
3.向领导者询问病史及抢救经过(1分)		
4.专科查体(注意有无意识障碍、脑膜刺激征、病理反射及肌力、肌张力改变)(2分,缺一项扣0.5分)		
5.补充采集病史(现病史、既往史、生长发育史、家族史等)(1分,缺一项扣0.5分)		
6.初步诊断(1分)		

续表

项目	得分	扣分理由
7. 合理检查及治疗(检查包括血常规、血生化电解质、血气分析、肝肾功能、心肌酶谱;甲状旁腺素水平;抗癫痫药物血药浓度、毒物检测;血尿氨基酸、有机酸筛查试验;血培养;二便常规;脑脊液检查;视频脑电图;X线、MRI或CT;ECG等病情相关检查项目;治疗用药包括药物名称、用量、配制方法、用法、间隔时间等)(1分,缺一项扣0.5分)		
8. 书写会诊记录并签名(1分,缺一项扣0.5分)		
9. 有效沟通(与家属和领导者)(长时间惊厥易致多器官功能损害甚至衰竭,严重可致死亡;长时间惊厥发作可导致神经系统后遗症,发生率约为20%;发作控制后,需检查病因,防止复发)(1分,缺一项扣0.5分)		
10. 手卫生(0.5分)		
11. 保护隐私(0.5分)		

(本章编写:乐静　审核修改:赵慧、魏会平)

第十三章

儿童惊厥急救
相关制度

第一节　急诊抢救制度

（1）急诊值班人员对急危重症患儿不得以诊断不明、经济问题或其他任何理由延误抢救。

（2）急诊值班人员在联系有关科室协同抢救或联系收住入院时，不应停止对患儿的抢救。

（3）抢救的全过程情况，必须认真、准确、及时记录。

（4）抢救过程中及时向家属说明病情危重的原因、程度及预后，以便取得必要的理解和配合。

（5）如因检查、入院等原因需要搬动患儿，必须充分考虑到患儿病情及生命体征的稳定与否，以及家属在了解病情后的理解程度如何，必要时应对此做书面记录，危重患儿搬运途中应由急诊护士护送，必要时医生协同护送。

（6）遇重大特发事件或其他特殊情况抢救，在积极救治的同时，值班医生、护士应及时向科室主任、医务科或总值班汇报，因临床需要，医务科或总值班及相关人员应及时到现场进行协调处理。

第二节　急诊抢救室工作制度

(1)抢救室专为抢救患儿设置,其他任何情况不得占用。抢救患儿一旦允许搬动,即应转移出抢救室以备再来抢救患儿的使用。

(2)一切抢救药品、物品、器械、敷料均须放在指定位置,并有明显标记,不准任意挪用或外借。

(3)药品、器械用后均需及时清理、消毒,消耗部分应及时补充,放回原处以备再用。

(4)每日核对一次物品,班班交接,做到账物相符。

(5)无菌物品须注明灭菌日期,超过1周应重新灭菌。

(6)每周须彻底清扫、消毒一次,室内禁止吸烟。

(7)抢救时抢救人员要按岗定位,遵照各种疾病的抢救常规程序进行工作。

(8)每次抢救患儿完毕及时做现场评估和初步总结。

第三节　首诊负责制

(1)凡第一个接诊急诊患儿的科室和医生称为首诊科室和首诊医生。

(2)急诊医生发现涉及他科的或确系他科的患儿时,应在询问病史、进行体检、写好病历并进行必要的紧急处置后,再请有关科室会诊或转科。

(3)诊断未明的患儿,首诊科室和首诊医生应承担主要诊治责任,并负责及时邀请有关科室会诊,在未明确收治科室时,首诊科室和首诊医生应负责到底。

(4)如患儿需收住入院或转科,且病情允许搬动时,由首诊科室和首诊医生负责联系入院或转科,相关科室应积极予以配合。

(5)首诊医生应认真规范书写首诊病历并签名,记录首诊时间,精确到分。

第四节　急诊查对制度

一、医嘱查对制度

（1）急诊所有医嘱均执行医嘱查对制度，需经两人查对无误，方可执行。

（2）抢救患儿执行口头医嘱时，护士应复述两遍，与医生核对无误后，方可执行，并保留用过的空安瓿备查。

（3）整理医嘱后，需经另一人查对无误，方可执行，整理医嘱者与查对者均须签全名；对有疑问的医嘱必须先问清楚后，方可执行。

（4）留观患儿医嘱应做到每班查对、每天定期大查对并做好记录。

（5）护士长应参加医嘱大查对，发现问题，及时补救。

二、服药、注射、输液查对制度

（1）服药、注射、输液必须严格执行"三查七对"。三查：服药、注射、处置前查；服药、注射、处置中查；服药、注射、处置后查。七对：对床号；对姓名；对药名；对剂量；对浓度；对时间；对用法。

（2）备药前要检查标签、有效期和批号，如不符合要求，不得使用。

（3）备药后必须经第二人核对方可执行。

（4）给药时要检查药品质量，注意水剂、片剂有无变质，玻璃瓶口有无松动、裂痕，同时使用多种药物时，要注意配伍禁忌。

（5）易致过敏药物，给药前应询问有无过敏史；使用毒性药物、麻醉药物、限制性剧药、剧药（简称毒、麻、限、剧药）时，要经过反复核对，用后保留安瓿。

（6）发药或注射时，患儿及家属如提出疑问，应及时查清楚再执行。

第五节　急诊医嘱执行制度

（1）急诊护士执行医嘱时必须认真阅读医嘱内容，确认患儿姓名、留观床号,药名、剂量、次数、用法和时间,再签名。

(2)执行医嘱时必须按查对要求认真查对,在执行单相应的位置签全名并注明执行时间。

(3)医护人员对患儿的一切处置必须开具医嘱,不得口头吩咐(抢救患儿除外)。

(4)抢救患儿时对医生下达的口头医嘱,护士应复述两遍,确认无误后再执行,并督促医生及时补开医嘱。

(5)取消医嘱按规定程序执行和书写,注明取消时间并签全名。

(6)对明显错误、违规、不合法的医嘱,护士应坚决拒绝执行,并按规定逐级反映。

(7)每项医嘱执行时均需第二人核对,每天要查对当日医嘱,做好查对记录并签名。

(8)医嘱"五不执行"规定:①口头医嘱不执行(抢救除外);②医嘱不全不执行;③医嘱不清不执行;④用药时间、剂量不准不执行;⑤自备药物无医嘱不执行。

第六节　患儿安全管理制度

(1)严格执行各项规章制度和操作规程,保证护理安全和患儿安全。

(2)在进行治疗、护理操作时,应严格执行查对制度,防止差错事故发生。

(3)严格执行抢救室工作制度,加强急救药品、物品及器械管理,各类急救药品、物品及器械应处于功能状态,随手可及,随时可用,严格交接班,保持良好的应急工作状态。

(4)严格执行药品分类管理,毒、麻、限、剧药及高浓度药品按规定要求使用和保管。

(5)加强特殊患儿的管理,密切观察和监测患儿生命体征及病情变化,发现问题及时报告医生并进行相应的处理,做好各项治疗护理记录;对昏迷、烦躁等无自控能力的患儿,应加床档,防止坠床;对抽搐的患儿应进行约束,并注意约束带的松紧度要适宜;对使用热水袋的患儿,要注意观察患儿皮肤情况,防止烫伤;使用安全约束带等措施时,密切观察患儿的精神和心理活动,防止因护理不当发生意外事件,严格实行床头交接班。

(6)加强病区管理,及时消除环境中存在的不安全因素,严格控制使用高功率电器,定期检查氧气和电源标志是否明显,为患儿提供良好的就医环境。

(7)对护士进行安全教育,制定并熟悉各种突发、意外事件的应急预案与流程,加强护士急救能力训练,提高急救配合水平。

(8)定期组织护士对危重患儿进行业务查房,增加疾病知识,总结护理经验和教训,保障护理安全。

(9)定期向患儿及家属宣传安全知识,明确告知留观期间的安全管理制度及规定。

第七节 用药安全管理制度

(1)遵医嘱,及时、准确、规范用药。

(2)用药要严格执行查对制度,认真做好"三查七对",准确掌握给药剂量、浓度、方法和时间。必要时患儿(或家属)参与确认。

(3)使用口服药做到"发药到手,看服到口",及时收回空药杯。

(4)使用注射药物须经两人核对;静脉用药应在药瓶上注明患儿姓名、床号、药物名称和剂量,注明加药者姓名和时间,由另外一名护士核对并签名后方可应用于患儿。

(5)抢救时用药应保留安瓿,抢救结束经两人核对后方可丢弃。

(6)毒、麻、限、剧药及高浓度药品实行专人、专柜、加锁管理,认真进行交接班。毒、麻、限、剧药应如实登记使用情况;高浓度药品要有醒目标志。

(7)用药过程中,护士应加强巡视,应用输液泵、微量泵或化疗药物时,应建立巡视登记卡,根据病情和药物性质调整输液滴速,观察有无发热、皮疹、恶心、呕吐等不良反应,发现异常及时通知医生进行处理。

(8)护士应熟练掌握常用药物的疗效和不良反应,对易发生过敏反应的药物或特殊用药应密切观察,如有过敏、中毒反应立即停止用药,并报告医生,必要时做好记录、封存及检验等工作。

(9)做好患儿的用药指导,使其了解药物的一般作用和不良反应,指导正确用药和应注意的问题。

(10)护士长要随时检查各班工作,注意巡视留观病房,发现问题及时处理。

第八节　急诊衔接制度

(1)急诊科 24 小时有医护人员应诊,随时到急诊科大门前迎接急危重症患儿入急诊抢救室抢救。当值班医护人员接到急危重症患儿就诊通知时,应立即做好抢救准备,检查好所需抢救设备和备用抢救药品。

(2)为了保证急危重症患儿的抢救工作及时、准确、有效进行,对"急救绿色通道"急危重症患儿一律实行"三先三后"原则(先救治后检查;先入抢救室后分科;先抢救后收费),再补办医疗相关手续。

(3)遇重大抢救必须报告科室主任,白天同时报告医务科,夜间报告行政总值班,必要时由医务科或行政总值班组织医院抢救小组成员进行抢救会诊,也可以由急诊科室主任直接请相关专业的抢救组成员会诊抢救。急诊科室主任和护士长随叫随到,组织协调抢救工作。急诊抢救呼叫院内抢救会诊 10 分钟内到达。

(4)值班医生必须尊重家属的知情权,根据病情告知病重或病危,并签字;如没有家属和委托人的急危重症患儿,按"急救绿色通道"原则处理。

(5)为保证抢救及时,遵循生命权高于知情同意权原则,对绿色通道抢救患儿的各类有创操作,值班医生按照国家有关规定和实际情况执行,并及时将当时情况记录于病程记录中。

(6)抢救病历应由相关医护人员根据实际情况填写完整并妥善保管。

(7)值班医护人员及其他相关工作人员必须对急危重症患儿全力抢救,不得以任何理由推诿、延误患儿的诊疗。

第九节　急诊科消毒隔离工作制度

(1)严格执行医院消毒隔离工作制度。

（2）根据医院院感办安排和要求，每月组织医务人员学习院感相关知识1次，并做好记录。

（3）科室为医务人员提供口罩、帽子、隔离衣、防护眼镜等职业防护用具，安装流动洗手装置，治疗车、抢救车、病房、诊断室、救护车上准备快速洗手液。

（4）医务人员上班时要衣帽整洁，不得将工作服穿至非医疗活动区域。

（5）医务人员诊疗操作时应遵循"清洁的手、清洁的环境、清洁的物品、清洁的操作"原则，无菌操作时严格遵守无菌操作规程。

（6）所有无菌物品、药品使用必须在有效期内，一次性用物做到一人一用一销毁；手术室的缝合包、换药包、拆线包、手术器械等用物必须送供应室高压蒸汽或环氧乙烷消毒灭菌，定期进行抽样监测，灭菌效果符合要求。

（7）无菌物品按规定放置。抽出的药液在2小时内使用，开启的溶媒需注明开启日期、时间，超过24小时不得使用。

（8）压脉带、胃管一人一用一消毒，一次性氧气湿化液一人一用一更换。

（9）呼吸机管道专人专用，使用中的呼吸机管道7天更换1次，用过的呼吸回路和湿化罐清洗后送供应室环氧乙烷消毒灭菌。气管插管咽喉镜用后用清水冲洗，75%酒精棉球擦拭消毒待干备用。

（10）超声雾化器的雾化杯和管路一人一用一消毒，用后用500 g/L含氯消毒剂浸泡消毒，清水冲洗后晾干备用。

（11）碘伏瓶、洗胃盘、砂轮杯每周一、周四消毒更换，体温盘、体温罐、治疗巾盘每周消毒更换1次，消毒纱布罐、棉球罐打开后24小时内有效。

（12）诊断室的诊疗用物：听诊器用后用75%酒精擦拭，压舌板一用一更换。每周对听诊器、电筒、血压计用75%酒精擦拭消毒1次，并做好记录。

（13）冰箱按照医院要求放置药品和物品，定时清理过期药品和物品，每天监测冰箱温度，并做好登记。每周进行除霜和清洁，冰箱内不得放置私人用物。

（14）每天对抢救室的平车、轮椅用500 g/L含氯消毒剂擦拭，每周对所有的急救仪器表面用75%酒精擦拭，救护车内湿式打扫，物品柜、药品柜、多功能推车用500 g/L含氯消毒剂擦拭，转运传染病患儿或被呕吐物、血液污染随时消毒清扫，并做好登记。

（15）治疗室、诊断室、抢救室、洗胃室湿式打扫，定时通风换气，按规定消毒,遇污染随时清洁和消毒,并做好登记工作。病床单元实行一人一巾一湿扫,一桌一抹布,用后清洗消毒处理。患儿出院、转科或死亡后做好床单位或病房终末消毒。脏被服放于指定位置交洗浆房处理,不得在病室或病区走道清点。

(16)治疗室每天进行空气紫外线消毒1小时,紫外线灯管每周四用75%酒精擦拭1次,手术室每天做好空气净化,并做好记录。

(17)做好传染病患儿的预检分诊工作,送患儿到相应专科就诊,患儿接触过的物品或呕吐物按传染病消毒隔离原则处理。

(18)医务人员及护工、保洁工人应做好职业防护,遵守标准预防原则,做好手卫生。

(19)按照医院医疗废物管理要求,做好医疗废物分类收集、登记及交接工作。

(20)按照医院院感办要求,做好环境卫生学监测和消毒灭菌效果监测,做好记录,并按时上报监测结果,持续质量改进。

第十节　急诊科急危重症患儿先救治后付费制度

(1)对需要急诊抢救的急危重症患儿,严格执行首诊负责制,坚持先抢救,后挂号、缴费、办理有关手续的原则。

(2)对于无家属陪伴或无法确定身份的人员,在抢救的同时要报告科室主任及医务科(中午、夜间、节假日报告医院总值班),根据医院有关规定办理欠费手续。

(3)参加急危重症抢救的人员必须以极端负责的态度,争分夺秒的抢救患儿。

(4)一般抢救由急诊科医生、主班护师负责实施,如遇重大抢救应汇报科室主任,并报医务科组织协调相关科室参加。

(5)在抢救过程中口头医嘱应有专人负责记录,要求准确、清晰、扼要、完整,并注明执行时间,抢救结束后及时整理、归档。

(6)值班护士发现病情危重的患儿应及时安排进抢救室,并立即通知医生进行抢救。

(7)抢救过程中医务人员密切配合,严格执行查对制度。

(8)经抢救病情稳定后,如需收入病房,由首诊的医生、护士护送。由患儿家属补交费用和办理相关手续,以便进行进一步治疗。对于不能及时交付医疗费用的患儿,完成初步抢救后向医务科(中午、夜间、节假日报告医院总值班),根据医院相关制度协商解决,其间保证患儿的基本治疗。

(9)执行先救治后付费制度的患儿范围如下。

①休克、昏迷、循环呼吸骤停、严重心律失常、急性重要脏器功能衰竭生命垂危、复合伤等患儿的急诊处理。

②无家属陪同且须急诊处理的患儿。

③无法确定身份(如精神病患儿、流浪乞讨人员等)且须急诊处理的患儿。

④不能及时交付医疗费用且须急诊处理的患儿。

第十一节 急诊病历书写制度

(1)急诊病历书写要简明扼要、重点突出,及时、准确、字迹清楚。写明就诊具体时间,精确到分。

(2)体格检查要全面仔细,突出重点,并及时记录。

①要有一般状况及生命体征的记录。

②对心律不齐患儿要至少听1分钟心率后再记录。

③疑脑部病变时,应有神志、呼吸、瞳孔、颈项反射等记录。

④记录心、肺、腹部、生命体征时,应写具体数据或内容,不能以"正常"代替。

⑤对中毒患儿要写明中毒时间、毒物名称及剂量、来院时间以及神志、瞳孔、心、肺体征等。

⑥对急腹症患儿要记录腹痛时间、部位、疼痛性质、有无包块及腹膜刺激征等情况。

(3)急诊病历按24小时制记录,病情变化、处置治疗均要随时记录,注明时间。因抢救当时来不及记录者,必须在6小时内认真追记。

第十二节　口头医嘱执行制度与执行流程

（1）在非抢救情况下，护士不执行口头医嘱。

（2）急危重症患儿抢救过程中，医生下达口头医嘱后，护士需复述两遍，得到医生确认后方可执行。

（3）在执行口头医嘱给药时，需请下达医嘱者再次核对药物名称、剂量及给药途径，以确保用药安全。

（4）护士执行口头医嘱后及时在抢救用药记录本上记录口头医嘱执行情况（表13-1），并由口头医嘱下达者和执行者签名。

（5）抢救结束6小时内应请医生及时在病历中补记所下达的口头医嘱，口头医嘱执行护士将口头医嘱执行情况及患儿抢救情况补记在护理文件中。

（6）对擅自执行口头医嘱行为视为违规，一经发现将给予处理。

表 13-1　口头医嘱单

姓名：　　　性别：　　　急诊号：　　　日期：		
时间（具体到几点几分）	医嘱内容	下达口头医嘱医生

第十三节　腕带识别制度

（1）使用腕带作为识别患儿身份的标志。所有住院患儿、手术患儿（含门诊手术患儿）、新生儿科和急诊留观患儿及意识不清、抢救、语言交流障碍的患儿等均使用腕带作为身份识别的标志。

（2）新生儿身份识别的腕带为粉色，成人及其他腕带为蓝色，一人一腕带唯一对应。对传染病、药物过敏等特殊患儿必须有腕带、床头识别标志。

（3）药物过敏患儿床头卡用红色笔注明过敏药物名称，手腕带上加"☆"形为标志。

（4）传染病患儿床头用蓝色"手图形"警示标志，手腕带上加"■"作为标志。

（5）住院患儿腕带信息包括床号、姓名、性别、年龄、住院号、入院日期、过敏史等信息。急诊科、门诊手术室、产房等重点就诊者使用腕带，需填写姓名、性别、年龄、就诊日期、就诊卡号等，要求字迹清晰、标准规范、准确无误。

（6）护士应充分告知患儿及家属使用腕带的目的、重要性及注意事项，保证腕带完好。

（7）护士接诊新患儿时，应让患儿或其近亲属陈述患儿姓名，确认身份无误后打印腕带并为患儿佩戴；如果患儿转科、转床或腕带损坏时，应及时更换新腕带，按要求填写信息并经两人核对无误后方可使用，腕带信息字迹清晰可辨，不得涂改。注意检查局部皮肤及腕带松紧度合适，避免损伤。

（8）护士执行各项操作，应核对床头卡、腕带信息进行身份核实。

（9）患儿在病房、手术室、ICU等科室之间交接时，除使用腕带作为识别身份的标志外，严格按照交接程序进行交接并签名。

（本章编写：王萍　审核修改：魏会平）

主要参考文献

Zhuyao Cankao Wenxian

[1] 陈莉桦,谢敏仪,莫少芝.5级预检分诊系统结合院内绿色通道安全转运在儿科急救中的应用[J].中国急救复苏与灾害医学杂志,2017,12(7):605-607.

[2] 程平.儿科评估三角对儿科急诊分诊质量的影响[J].当代护士(下旬刊),2019,26(1):100-102.

[3] 胡燕琪,王莹,张雨萍,等.儿科评估三角的意义和应用[J].临床儿科杂志,2017,35(7):558-561.

[4] 朱碧溱,陆国平.儿童早期预警评分[J].中华实用儿科临床杂志,2018,33(6):432-437.

[5] 时璇,冯丽婵,何庆,等.疼痛评估在儿科急诊分诊中的应用[J].实用临床护理学电子杂志,2019,4(36):97-98,102.

[6] 岳魏巍.小儿发热的影响及护理对策探析[J].人人健康,2016,(22):205-206.

[7] Teran C G, Medows M, Wong S H, et al. Febrile seizures:current role of the laboratory investigation and source of the fever in the diagnostic approach[J]. Pediatr Emerg Care,2012,28(6):493-497.

[8] Capovilla G, Mastrangelo M, Romeo A, et al. Recommendations for the management of "febrile seizures":Ad Hoc Task Force of LICE Guidelines Commission[J]. Epilepsia,

2009,50(Suppl 1):2-6.

[9]　Guedj R,Chappuy H,Titomanlio L,et al. Do all children who present with a complex febrile seizure need a lumbar puncture? [J]. Ann Emerg Med,2017,70(1):52-62. e6.

[10]　Gradisnik P,Zagradisnik B,Palfy M,et al. Predictive value of paroxysmal EEG abnormalities for future epilepsy in focal febrile seizures[J]. Brain Dev,2015,37(9):868-873.

[11]　Graves R C,Oehler K,Tingle L E. Febrile seizures: risks,evaluation,and prognosis[J]. Am Fam Physician,2012,85 (2):149-153.

[12]　Kim H,Byun S H,Kim J S,et al. Clinical and EEG risk factors for subsequent epilepsy in patients with complex febrile seizures[J]. Epilepsy Res,2013,105(1-2):158-163.

[13]　Shinnar S,Bello J A,Chan S,et al. MRI abnormalities following febrile status epilepticus in children:the FEBSTAT study [J]. Neurology,2012,79(9):871-877.

[14]　易著文,吴小川. 儿科临床思维[M]. 3 版. 北京:科学出版社,2019.

[15]　中华医学会儿科学分会神经学组. 热性惊厥诊断治疗与管理专家共识(2017 实用版)[J]. 中华实用儿科临床杂志,2017,32 (18):1379-1382.

[16]　Glauser T A. Designing practical evidence-based treatment plans for children with prolonged seizures and status epilepticus [J]. J Cild Neurol,2007,22(5 Suppl):38S-46S.

[17]　Shinnar S,Berg A T,Moshe S L,et al. How long do new-onset seizuies in children last? [J]. Ann Neurol,2001,49(5): 659-664.

[18]　Lowenstein D H,Alldredge B K. Status epilepticus at an urban public hospital in the 1980s[J]. Neurology,1993,43(3 Pt

1):483-488.

[19] 华盼金.咪达唑仑不同给药方式治疗儿童急性惊厥疗效观察[J].当代医学,2011,17(25):151-152.

[20] 王翠玲.热性惊厥的研究进展及合理用药[J].中国临床医生杂志,2017,45(3):18-21.

[21] 杨莉,高颖昌,赵志刚.鼻腔给药的研究进展[J].中国药学杂志,2006,41(22):1685-1688.

[22] 汪月娟,邹新英,许哲洪,等.咪达唑仑肌注与安定静推治疗小儿急性惊厥的疗效观察[J].北方药学,2016,13(7):104-105.

[23] Leppik I E,Patel S I. Intramuscular and rectal therapies of acute seizures[J]. Epilepsy Behav,2015,49:307-312.

[24] Au C C,Branco R G,Tasker R C. Management protocols for status epilepticus in the pediatric emergency room:systematic review article[J]. J Pediatr(Rio J),2017,93(Suppl 1):84-94.

[25] Bialer M,White H S. Key factors in the discovery and development of new antiepileptic drugs[J]. Nat Rev Drug Discov,2010,9(1):68-82.

[26] 裴文利.地西泮联合苯巴比妥对小儿惊厥患者的临床效果研究[J].中国医师进修杂志,2014,37(15):41-42.

[27] 李晶晶.苯巴比妥联合地西泮治疗小儿热性惊厥疗效分析[J].中国急救医学,2017,37(z2):152-153.

[28] 付秀全,吴宏涛.丙泊酚和硫喷妥钠治疗难治性癫痫持续状态18例疗效观察[J].实用医院临床杂志,2005,2(2):55-56.

[29] 罗学忠,龙霄翱,方琦,等.硫喷妥钠治疗癫病持续状态的疗效观察[J].中国急救医学,2003,23(8):581-582.

[30] 杜丽君,陶拉娣,贾丽芳,等.咪达唑仑治疗儿童癫痫持续状态及惊厥频繁发作的临床研究[J].中国药物与临床,2005,5(9):669-671.

[31] Koul R,Chacko A,Javed H,et al. Eight-year study of

childhood status epilepticus：midazolam infusion in management and outcome[J]. J Child Neurol,2002,17(12):908-910.

[32]　王治静,陈小聪,李华.咪达唑仑治疗癫痫持续状态 30 例疗效观察[J].陕西医学杂志,2005,34(1):117-118.

[33]　黄流清,吉玉龙,庄建华,等.丙泊酚治疗癫痫持续状态 3 例[J].中华神经医学杂志,2005,4(1):67-68.

[34]　Niermeijer J M,Uiterwaal C S,Van Donselaar C A. Propofol in status epilepticus：little evidence,many dangers？[J].J Neurol,2003,250(10):1237-1240.

[35]　急诊危重症患者院内转运共识专家组.急诊危重症患者院内转运共识——标准化分级转运方案[J].中国急救医学,2017,37 (6):481-485.

[36]　杨非,高亮,鲍伟民,等.万可松联合呼吸机辅助呼吸治疗顽固性癫痫持续状态[J].中华急诊医学杂志,2005,14(7):585-586.

[37]　王卫平,孙锟,常立文.儿科学[M].9 版.北京:人民卫生出版社,2018.

[38]　高琼,江文.癫痫持续状态的定义演变[J].中国卒中杂志,2017,12(9):836-841.

[39]　许峰.实用儿科危重病抢救常规和流程手册[M].2 版.北京:人民卫生出版社,2020.

[40]　急诊氧气治疗专家共识组.急诊氧气治疗专家共识[J].中华急诊医学杂志,2018,27(4):355-360.

[41]　Glauser T,Shinnar S,Gloss D,et al. Evidence-based guideline：treatment of convulsive status epilepticus in children and adults：report of the guideline committee of the American Epilepsy Society[J]. Epilepsy Curr,2016,16(1):48-61.

[42]　魏会平,赵慧,王卉.妇幼急诊管理规范及诊疗常规[M].武汉:华中科技大学出版社,2020.

[43]　李小峰.标准化危重病人抢救护理流程临床应用效果观

察[J].护理研究,2013,27(32):3644-3646.

[44] Bridges C B,Kuehnert M J,Hall C B. Transmission of influenza:implications for control in health care settings[J]. Clin Infect Dis,2003,37(8):1094-1101.

[45] 郑艳,李玉肖,付沫,等.医护闭合式循环沟通配合培训在急性心肌梗死抢救中的应用[J].护理研究,2014,28(36):4511-4513.

[46] 孙琪,金志鹏.2020年美国心脏协会心肺复苏及心血管急救指南——儿童、新生儿基础和高级生命支持更新解读[J].中华实用儿科临床杂志,2021,36(5):321-328.